呼吸内科
疾病诊疗与内镜技术

HUXI NEIKE
JIBING ZHENLIAO YU NEIJING JISHU

主编 周 妍 朱 慧 孙 静 邓爱艳

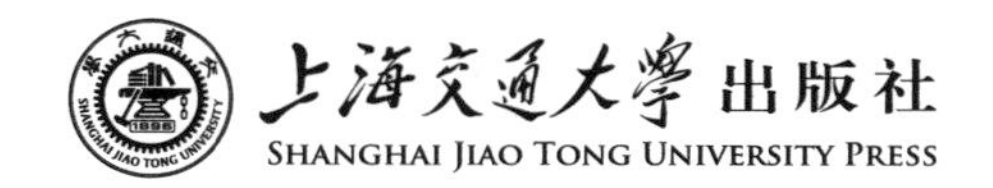

内容提要

本书重点阐述了胸膜疾病、纵隔疾病、膈肌疾病等临床常见呼吸系统疾病的病因病理、临床表现、诊断、鉴别诊断及治疗方法等内容，适合各级医院的呼吸内科医务人员参考使用，也可作为广大医学生的辅助参考资料。

图书在版编目（CIP）数据

呼吸内科疾病诊疗与内镜技术 / 周妍等主编. --上海 ：上海交通大学出版社，2023.12

ISBN 978-7-313-29513-2

Ⅰ. ①呼… Ⅱ. ①周… Ⅲ. ①呼吸系统疾病－诊疗②呼吸系统疾病－内窥镜检 Ⅳ. ①R56

中国国家版本馆CIP数据核字（2023）第178630号

呼吸内科疾病诊疗与内镜技术

HUXI NEIKE JIBING ZHENLIAO YU NEIJING JISHU

主　　编：周　妍　朱　慧　孙　静　邓爱艳

出版发行：上海交通大学出版社

邮政编码：200030

印　　制：广东虎彩云印刷有限公司

开　　本：710mm×1000mm 1/16

字　　数：216千字

版　　次：2023年12月第1版

书　　号：ISBN 978-7-313-29513-2

定　　价：198.00元

地　　址：上海市番禺路951号

电　　话：021-64071208

经　　销：全国新华书店

印　　张：12.25

插　　页：2

印　　次：2023年12月第1次印刷

编委会

主　编

周　妍　朱　慧　孙　静　邓爱艳

副主编

田莉莹　林一材　夏　宇　韦　姬

编　委（按姓氏笔画排序）

韦　姬（四川省宜宾市第四人民医院）

邓爱艳（湖北省宜昌市秭归县人民医院）

田莉莹（山东省青岛市中心医院）

朱　慧（山东省鱼台县人民医院）

孙　静（山东省淄博市中西医结合医院）

李朝红（河南省渑池县人民医院）

林一材（南方医科大学南方医院白云分院）

周　妍（中南大学湘雅三医院）

夏　宇（新疆医科大学第一附属医院）

葛云茜（河南省西平县人民医院）

主编简介

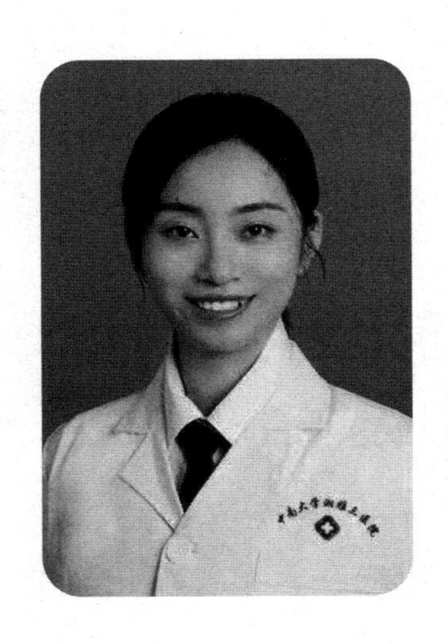

周 妍

女，毕业于中南大学，现就职于中南大学湘雅三医院呼吸内科，兼任湖南省健康管理学会第一届呼吸介入与精准治疗健康管理专业委员会委员、湖南省慢阻肺联盟委员等职务。擅长呼吸系统危重症、呼吸系统肿瘤及睡眠呼吸疾病的诊疗。曾获长沙市“优秀带教老师”等荣誉称号。发表论文8篇，出版著作3部。

前言

Foreword

呼吸系统疾病是严重威胁人类健康的重要疾病，尤其城市环境污染严重，发病率和死亡率一直高居首位。随着现代医学科学技术的不断发展，呼吸系统疾病的诊疗技术不断改进、新药不断涌现、临床治疗方案也在不断更新，为呼吸系统疾病的诊治提供了更多的选择。为了更好地开展呼吸系统疾病的临床诊断、治疗和预防等方面的工作，进一步提高临床医师对呼吸内科疾病的正确认识，提升其临床技能，满足广大呼吸内科医务人员及广大基层医务工作者的临床需要，我们在参阅国内外大量文献资料的基础上，组织了一批临床经验丰富的呼吸内科医务人员编写了《呼吸内科疾病诊疗与内镜技术》一书。

本书从临床实际出发，首先介绍了呼吸系统疾病的基础知识，然后重点阐述了胸膜疾病、纵隔疾病、膈肌疾病等临床常见呼吸系统疾病的病因病理、临床表现、诊断、鉴别诊断及治疗方法等内容。本书在总结编者多年临床工作经验的基础上，参阅了大量相关文献，融入了现代医学的新理论和新技术，注重将基本理论与临床实践相结合，内容丰富、资料新颖，科学性与实用性强。本书有助于呼吸内科医务人员掌握最新的临床诊疗技术，提高临床治疗效果，适合各级医院的呼吸内科医务人员参考使用，也可作为广大医学生的辅助参考资料。

本书在编写过程中，借鉴了许多呼吸系统疾病相关的书籍与文献资料，在此表示衷心的感谢。但由于作者的水平有限、编写时间仓促，书中难免存在不足及错误之处，恳请广大读者见谅，并给予批评指正，以便更好地总结经验，使本书日臻完善。

《呼吸内科疾病诊疗与内镜技术》编委会

2023 年 2 月

目录

Contents

第一章

概　述

第一节　呼吸系统的结构及功能

呼吸系统是机体和外界进行气体交换的器官总称。机体在进行新陈代谢过程中，经呼吸系统不断地从外界吸入氧，由循环系统将氧运送至全身的组织和细胞，同时将细胞和组织所产生的二氧化碳再通过循环系统运送到呼吸系统排出体外，完成气体吐故纳新。

一、呼吸系统的结构

呼吸系统由气体通行的呼吸道和气体交换的肺所组成。呼吸道包括鼻、咽、喉、气管和各级支气管，临床上常把鼻、咽和喉称上呼吸道，把气管和各级支气管称下呼吸道。肺由肺实质（支气管树和肺泡）以及肺间质（结缔组织、血管、淋巴管、淋巴结和神经）组成，表面包有脏胸膜。

（一）呼吸道

呼吸道由上呼吸道及下呼吸道组成（图 1-1）。上呼吸道包括外鼻、鼻腔和开口于鼻腔的鼻旁窦三部分，下呼吸道由气管和各级支气管组成。气管可分为颈、胸二部，在胸骨角平面（平对第 4 胸椎椎体下缘）分为左、右主支气管，分杈处内面的气管隆嵴是支气管镜检查的定位标志。环状软骨可作为向下检查气管软骨环的标志，气管切开术通常在第 3～5 气管软骨环处进行。左主支气管与右主支气管相比较，前者较细长，走向倾斜；后者较粗短，走向较前者略直，所以经管坠入的异物多进入右侧。

（二）肺

肺位于胸腔内，大致呈圆锥形，左、右两肺分居膈肌上方和纵隔两侧，右肺较宽短，左肺较狭长。左肺由斜裂分为上、下二叶；右肺由斜裂和水平裂分为上叶、中叶和下叶(图 1-2)。肺组织由肺实质与肺间质组成。肺实质为肺部具有气体交换功能的含气间隙及结构，包括肺泡管、肺泡囊、肺泡与肺泡壁。肺间质是支气管和血管周围、肺泡间隔及脏层胸膜下由结缔组织所组成的支架和间隙，包括肺泡间隔、小叶间隔、支气管及血管的周围组织。肺实质和肺间质可以出现临床表现不同的病变。

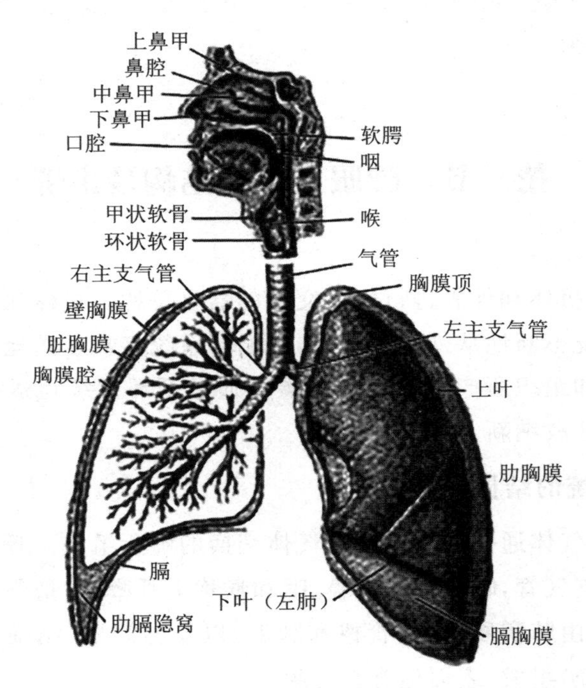

图 1-1　呼吸道解剖结构示意图

胸膜分为壁层胸膜和脏层胸膜，壁层胸膜衬于胸壁内面、膈面与纵隔面；脏层胸膜包绕于肺表面。胸膜在正常时不显影，只有在胸膜反褶处 X 线与胸膜走行方向平行时，才在 X 线片上显示为薄层状或线状致密影，见于肺尖胸膜反褶及叶间裂反褶。胸膜病变时可出现胸腔积液、气胸等病变。

肺与全身各器官的血液及淋巴循环相通，所以皮肤软组织感染灶的菌栓、深静脉血栓及癌栓都可以到达肺，可以引起继发性肺脓肿、肺血栓栓塞症和转移性肺癌。肺部病变亦可向全身播散，如肺癌、肺结核播散至骨、脑、肝等器官，同样亦可在肺本身发生病变播散。

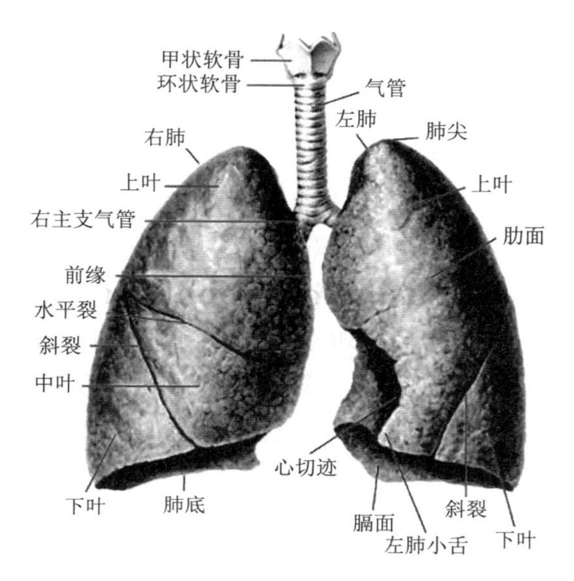

图 1-2　肺解剖特点

二、呼吸系统的功能

(一)呼吸功能

人体组织细胞不断新陈代谢,代谢所消耗的氧随时从外环境中吸收,氧化代谢所产生的二氧化碳则排出体外。吸入氧气、排出二氧化碳,称为气体交换,是肺最重要的功能。机体的呼吸过程是由相互衔接并且同时进行的三个环节来完成:肺呼吸又称外呼吸,包括肺通气(外界空气与肺泡之间的气体交换)和肺换气(肺泡与毛细血管血液之间的气体交换);气体在血液内的运输,即通过血液循环把 O_2 及时送到全身细胞、组织、器官,同时把代谢产生的 CO_2 运送到肺,排出体外;细胞呼吸或组织呼吸又称内呼吸,指血液或内环境与组织、细胞之间的气体交换过程,有时也包括细胞内氧化过程。由此可见,呼吸过程不仅靠呼吸系统来完成,也需要血液循环系统的配合,这种协调配合,以及它们与机体代谢水平的适应,又都受神经和体液因素的调节。

1.肺通气

肺通气是指肺与外界环境间的气体交换过程。实现肺通气的器官包括呼吸道、肺泡和胸廓等。呼吸道是沟通肺泡与外界环境的气体通道,同时还具有加湿、加温、过滤、清洁吸入气体的作用和防御反射等保护功能;肺泡是肺泡气与血液气体交换的场所;而胸廓的节律性呼吸运动则是实现肺通气的动力。气体进出肺取决于两方面因素的相互作用：一是推动气体流动的动力；另一个是阻止其流动的阻力。前者必须克服后者，才能实现肺通气。

2.肺换气

氧气与二氧化碳在肺泡和肺毛细血管血液之间进行的气体交换称为肺换气（图 1-3）。换气功能是否正常与通气是否充分、气体和血液灌注是否均匀以及呼吸膜的通透性是否正常有关。肺换气障碍是造成肺部疾病低氧血症与高碳酸血症的最常见原因，严重时可发生呼吸衰竭和致死。血液中气体的运送包括氧和二氧化碳的运送。氧在血液中的运送有物理溶解及与血红蛋白结合两种形式。氧与血红蛋白结合形成氧合血红蛋白，这是氧在血液中存在和运送的主要形式。氧合血红蛋白占血红蛋白的百分数称血氧饱和度。机体组织氧供应主要依赖于血氧饱和度。物理溶解的氧仅占动脉血氧含量的 1.5%，但血氧饱和度主要依赖于血液中物理溶解的氧分压的改变，这两者并不呈直线关系，而是呈 S 形曲线。当氧分压为 12.0～13.3 kPa（90～100 mmHg）时，动脉血氧饱和度可达 95%；当氧分压降至 8.0 kPa（60 mmHg）时，血氧饱和度仍可达 90%；如氧分压降至 8.0 kPa（60 mmHg）以下，则氧饱和度急剧下降（图 1-4）。

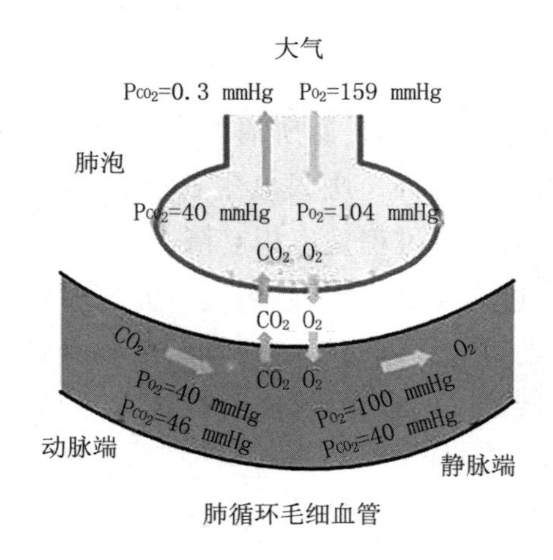

图 1-3　肺换气示意图

3.气体的运输

二氧化碳在血中运送主要有三种形式。物理溶解的二氧化碳仅占全血总量二氧化碳的 5%左右，但对呼吸调节以及体内酸碱平衡起着重要作用。碳酸氢盐约占动脉血二氧化碳总量的 88%～90%，是血中二氧化碳运送的最主要形式。进入红细胞内的二氧化碳一小部分可与血红蛋白结合，形成氨基甲酸血红蛋白，占血液中二氧化碳总量的5%～7%，且作用比碳酸氢盐慢。

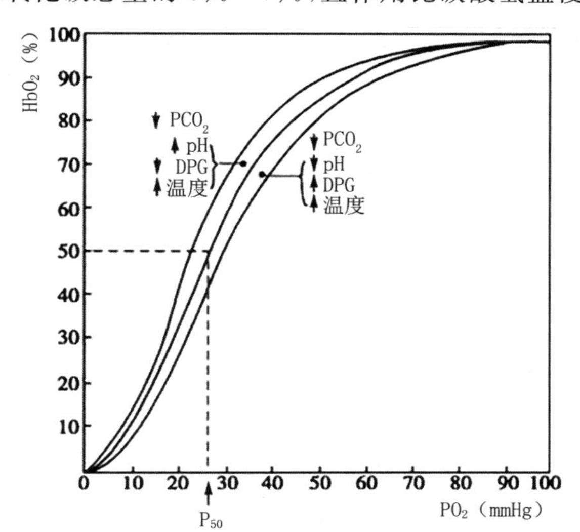

图 1-4 氧解离曲线示意图

4.呼吸运动的调节

呼吸运动的控制和调节主要通过呼吸的中枢性控制和调节、呼吸的神经反射性调节及呼吸的化学性调节三个途径进行。与呼吸有关的化学感受器按其部位可分为中枢性和周围性两类。中枢性化学感受器位于延髓腹外侧，它对二氧化碳敏感，当血液内二氧化碳浓度增高时，刺激该化学感受器，使呼吸加深加快，以便排出更多二氧化碳，但血液内二氧化碳浓度过高时，对中枢性化学感受器反而起抑制作用，因此在慢性阻塞性肺疾病、Ⅱ型呼吸衰竭患者因为二氧化碳潴留，常出现意识障碍。周围化学感受器位于颈动脉体和主动脉体，主要对低氧敏感。如果呼吸控制和调节发生障碍时，可引起呼吸节律的异常。例如部分脑血管病老年患者，可以出现潮式呼吸。

(二)呼吸道的疾病防御机制

在呼吸过程中，因呼吸系统与外界的大气相通，大气污染和感染因子可直接侵入，因此外界环境中的有机或无机粉尘，包括各种微生物、蛋白变应原、有害气体等，皆可进入呼吸道及肺引起各种疾病。在正常状态下肺和呼吸道的防御功能可将这些致病因子排出、灭活及清除。但如果吸入的致病因子过多或作用过强，或肺的防御功能降低时，就可能引发疾病。

呼吸系统的防御功能包括非特异性防御和特异性防御。参与防御功能的手段包括物理(加温、过滤、喷嚏、咳嗽、支气管收缩、黏液纤毛运输系统等)、化学(溶菌酶、蛋白酶抑制剂、抗氧化的谷胱甘肽、超氧化物歧化酶等)、细胞吞噬(肺泡巨噬细胞等)及免疫(B 细胞分泌 IgA、IgM 等,T 细胞介导的迟发型变态反应)等。当各种原因引起防御功能下降(例如中枢神经系统疾病引起咳嗽反射消失)或外界的刺激过强(包括微生物感染、吸入特殊变应原等)时均可由于呼吸系统的损伤导致病变。

(三)肺的代谢功能

肺在主司呼吸功能的同时,还对肺内生理活性物质、脂质及蛋白质、构成肺组织结构的结缔组织、活性氧等物质有代谢作用。某些肺组织病理变化时能引起肺循环的代谢异常,甚而导致原来的肺病进一步恶化,或者由于肺病变引起人体循环的生理活性物质的量和质的变化,从而引起全身性疾病或出现临床异常表现。相反,也可由某种代谢异常引起肺病变,如 α-抗胰蛋白酶缺乏引起的肺气肿,表面活性物质缺陷引起的婴儿呼吸窘迫综合征等。胶原质和量的代谢异常则是发生肺纤维化的重要病理生理基础。

(四)肺的神经-内分泌功能

肺组织内散在地存在着一种特殊类型的具有神经-内分泌功能的细胞。它们起源于胚胎期前肠膨出部的外胚层部分,与肠道上皮的嗜银细胞很相似,因此叫作 K 细胞或神经内分泌细胞。在临床上,起源于该种细胞的恶性或良性肿瘤具有胺前体摄取和脱羧基化生物学作用,常表现“异位”神经-内分泌功能,诸如皮质醇增多症、肥大性骨关节病、ADH 分泌过多症、成年男性乳腺增生等。

第二节　呼吸系统疾病的常见症状

一、咳嗽与咳痰

咳嗽是一种突然的、爆发式的呼气运动,其本质是一种保护性反射,有助于防止异物进入下呼吸道,并清除气道内的分泌物或异物。咳痰是借助气管-支气管黏膜上皮细胞的纤毛运动、支气管平滑肌的收缩及咳嗽时的用力呼气将气道内的痰液排出的过程。

(一)咳嗽的诱因

咳嗽的形成和反复发生,常是以下多种复杂因素综合作用的结果。

1.吸入物

吸入物分为特异性和非特异性两种。前者如尘螨、花粉、真菌、乙二胺、青霉素、蛋白酶、动物毛屑等;非特异性吸入物如硫酸、二氧化硫、氯氨、甲醛、甲酸等。

2.感染

咳嗽的形成和发作多与反复呼吸道感染有关。在咳嗽患者中,可存在针对细菌、病毒、支原体等的特异性 IgE,如果吸入相应的抗原则可激发咳嗽。在感染病毒后,可直接损害呼吸道上皮,致使呼吸道反应性增高。病毒感染所产生的干扰素、白细胞介素-1 使嗜碱性粒细胞释放的组胺增多。因寄生虫(如蛔虫、钩虫)引起的咳嗽,在农村仍可见到。

3.食物

由于饮食因素而引起咳嗽发作的现象在咳嗽患者中常可见到,尤其是婴幼儿容易对食物过敏,但随年龄的增长,发生率逐渐减少。引起过敏最常见的食物是鱼类、虾蟹、蛋类、牛奶等。

4.气候改变

当气温、温度、气压和空气中离子等改变时可诱发咳嗽,故在寒冷季节或秋冬气候转变时发病较多。

5.精神因素

患者可在出现情绪激动、紧张不安、愤怒时出现咳嗽发作,一般认为它是通过大脑皮层和迷走神经反射或过度换气所致。

6.运动

有 70%～80%的咳嗽患者在剧烈运动后诱发咳嗽,称为运动性咳嗽。临床表现有咳嗽、胸闷、气急、喘鸣,听诊可闻及哮鸣音。

7.咳嗽与药物

有些药物可引起咳嗽发作,如普萘洛尔(心得安)可因阻断 β_2-肾上腺素能受体而引起咳嗽;血管紧张素转化酶抑制剂(ACEI)类药物可以引起缓激肽在体内过多积聚,致气道组织局部释放组胺,使支气管黏膜充血,炎症细胞浸润,黏液分泌增加而产生咳嗽。

(二)咳嗽的病因

咳嗽的病因主要包括急慢性呼吸系统感染、非感染性呼吸系统疾病、心血管疾病等,另外,药物、理化刺激和焦虑症也可以引起咳嗽。

1.呼吸系统感染

各种病原微生物或寄生虫等引起的呼吸系统感染均可引起咳嗽。包括急慢性上呼吸道感染、急性气管支气管炎、肺炎、慢性阻塞性肺疾病急性加重、支气管扩张、肺脓肿、肺结核、肺部真菌感染、寄生虫病等。

2.非感染性呼吸系统疾病

如哮喘、慢性支气管炎、气道异物、嗜酸性粒细胞性支气管炎、过敏性鼻炎、支气管肺癌、肺血管疾病(如肺血栓栓塞症)等。

3.其他

咳嗽还可见于肺水肿(心力衰竭、肾衰竭)、结缔组织病、胃食管反流等;某些药物也可引起咳嗽,如血管紧张素转换酶抑制剂类、β受体阻滞药等。焦虑症则可以引起心因性咳嗽。

(三)咳嗽的临床表现

1.咳嗽的性质

(1)干性咳嗽:咳嗽无痰或痰量极少,称为干性咳嗽,常见于急性或慢性咽喉炎、喉癌、急性支气管炎初期、气管受压、支气管异物、支气管肿瘤、胸膜疾病、原发性肺动脉高压以及二尖瓣狭窄等。

(2)湿性咳嗽:咳嗽伴有咳痰称为湿性咳嗽,常见于慢性支气管炎、支气管扩张、肺炎、肺脓肿和空洞型肺结核等。

2.咳嗽的时间与节律

(1)突然出现的发作性咳嗽:常见于吸入性刺激性气体、急性咽炎、气管炎、气管或支气管异物、百日咳、气管或支气管分叉部受压迫刺激(如淋巴结结核、肿瘤或主动脉瘤等)。少数是由于支气管哮喘引起,以发作性咳嗽为主,在嗅到异味或夜间出现,并且无明显呼吸困难(即咳嗽变异性哮喘)。

(2)长期慢性咳嗽。咳嗽还可按病程分为以下类型:①病程小于3周者为急性咳嗽;②亚急性咳嗽者则是病程在3~8周之间;③咳嗽≥8周则属于慢性咳嗽。

(3)清晨或夜间变动体位时咳嗽加剧伴咳痰:常见于慢性支气管炎、支气管扩张、肺脓肿等。

(4)夜间咳嗽明显者:左心衰竭、肺结核患者,可能与迷走神经兴奋性在夜间升高及肺瘀血加重有关。

3.咳嗽的音色

(1)咳嗽声音嘶哑:常见于声带炎、喉炎、喉结核、喉癌和喉返神经麻痹。

(2)金属音调咳嗽:常见于纵隔肿瘤、主动脉瘤、支气管肺癌、淋巴瘤、结节病等压迫气管所致。

(3)鸡鸣样咳嗽:表现为阵发性连续剧咳伴有高调吸气回声,常见于百日咳、会厌、喉部疾病和气管受压。

(4)咳嗽声音低微或无力:常见于极度衰竭或声带麻痹者。

4.痰的颜色、气味和性状

痰的颜色、气味和性状能够反映疾病的信息(表 1-1);痰量的增减反映感染的加剧或炎症的缓解。

表 1-1 痰的颜色、气味、性状与疾病的关系

痰的颜色、气味和性状	疾病的信息
无色透明或灰白色黏痰	正常或支气管黏膜轻度炎症时
白色泡沫或黏液痰	慢性支气管炎
痰带黄色	化脓性炎症
含血液或血红蛋白的红色或棕红色痰	肺癌、肺结核或脑梗死
粉红色或红色泡沫痰	急性肺水肿、心力衰竭
血脓混合的巧克力样	阿米巴
铁锈色	肺炎球菌
红棕色胶冻样	克雷伯杆菌
烂桃样、果酱样	肺吸虫
黄绿色或翠绿色痰	黄疸、吸收慢的大叶性肺炎或铜绿假单胞菌感染
血水样	军团菌
白色黏痰、拉丝	真菌感染
大量稀薄浆液性痰中含粉皮样物	棘球蚴病
恶臭	大肠埃希菌、厌氧菌

(四)咳嗽与咳痰时的伴随症状

咳嗽与咳痰时的伴随症状具有诊断价值(表 1-2)。

表 1-2 咳嗽、咳痰时的伴随症状与疾病的关系

伴随症状	常见疾病
咳嗽伴发热	呼吸道感染性疾病(包括结核病)和胸膜疾病,如肺炎、支气管炎等
咳嗽伴胸痛	各种肺炎、胸膜炎、肺癌、肺梗死、自发性气胸等
咳嗽伴呼吸困难	喉水肿、喉肿瘤、支气管哮喘、慢性阻塞性肺疾病、重症肺炎、肺结核、肺间质纤维化、大量胸腔积液及气胸、肺瘀血、肺水肿、气管或支气管内异物等
咳嗽伴咳大量脓痰	支气管扩张肺脓肿、肺囊肿合并感染、支气管胸膜瘘等
咳嗽伴咯血	肺结核、支气管扩张、肺脓肿、肺癌、二尖瓣狭窄、支气管结石、肺泡微石症、肺含铁血黄素沉着症等
咳嗽伴哮鸣音	支气管哮喘、慢性喘息性支气管炎、弥漫性泛细支气管炎、心源性哮喘、支气管与气管异物、肺癌堵塞气管及支气管结核等
咳嗽伴有杵状指(趾)	支气管扩张、慢性肺脓肿、支气管肺癌和脓胸等
反酸、胃灼热	胃食管反流病等

二、胸痛

胸痛是指颈与胸廓下缘之间躯体的疼痛,疼痛性质可呈多种,是胸部常见症状之一。各种刺激因素(缺氧、炎症、肌张力改变、癌肿浸润、组织坏死,以及物理、化学因子)刺激胸部感觉神经纤维产生痛觉冲动,传至大脑皮质感觉中枢引起胸痛。除患病器官的局部疼痛外,还有远离该器官体表或深部组织疼痛(放射痛或称牵涉痛)。

(一)病因

1.胸壁疾病

急性皮炎、皮下蜂窝织炎、带状疱疹、流行性胸痛、肌炎、肋软骨炎、肋骨骨折、多发性骨髓瘤等。

2.心血管疾病

冠状动脉粥样硬化性心脏病(心绞痛、心肌梗死)、心肌病、二尖瓣或主动脉瓣病变、急性心包炎、胸主动脉瘤(夹层动脉瘤)、肺梗死、肺动脉高压以及神经症等。

3.呼吸系统疾病

胸膜炎、胸膜肿瘤、自发性气胸、血胸、支气管炎、支气管肺癌等。

4.纵隔疾病

纵隔炎、纵隔脓肿、纵隔肿瘤、食管裂孔疝、食管癌等。

5.其他

膈下脓肿、肝脓肿、脾梗死、过度通气综合征、痛风、食管炎、食管癌、食管裂孔疝等。

(二)临床表现

1.发病年龄

青壮年易发结核性胸膜炎、自发性气胸、心肌炎等;中老年则多罹患心绞痛、急性冠脉综合征、肺癌等。

2.胸痛特点

不同疾病引起胸痛部位、性质各有特点,差异较大,掌握胸痛特点有助于判断疾病性质及定位,不同疾病的胸痛特点(表 1-3)。

表 1-3 不同疾病的胸痛特点

胸痛病因	胸痛特点
胸壁皮肤炎性病变	局部可有红、肿、热、痛
带状疱疹	可见成簇的水疱沿一侧肋间神经分布伴剧痛,且疱疹不超过体表中线
肋间神经痛	呈阵发性的灼痛或刺痛
流行性胸痛	胸腹部肌肉剧烈疼痛,可向肩部颈部放射
肋软骨炎	常在第一、二肋软骨处间单个或多个隆起.疼痛剧烈,局部有压痛,但皮肤多无红肿表现
骨痛	呈酸痛或锥痛,可因咳嗽或变换体位引起胸痛加重
肺炎	可伴高热、咳嗽、咳痰
肺癌	侵及壁层胸膜或骨,出现隐痛,随病程进展疼痛持续加剧,乃至出现刀割样痛
肺上沟癌	胸痛多以肩部、腋下为主,向上肢内侧放射
结核性胸膜炎	胸痛多位于胸廓呼吸运动幅度最大的腋前线或腋后线下方,呈锐痛,随深呼吸或咳嗽而加重;可伴干咳和呼吸困难
肺血栓栓塞症	伴有咳嗽、咯血和呼吸困难
自发性气胸	可在剧咳或屏气时突然发生剧痛,多伴有呼吸困难
心绞痛	位于胸骨体.上段或中段之后的压榨性、闷胀性或窒息性疼痛,可放射至左肩、左上肢前内侧。可伴濒死感,迫使患者立即停止活动
夹层动脉瘤	胸痛多位于胸背部,向下放射至下腹、腰部与两侧腹股沟和下肢
肝胆疾病及膈下脓肿	引起的胸痛多位于右下胸,侵犯膈肌中心部时疼痛放射至右肩部

3.持续时间

阵发性常为平滑肌痉挛或血管收缩缺血所致;炎症、肿瘤、栓塞或梗死所致的疼痛呈持续性。如心绞痛发作时间短暂(持续 1~5 分钟),而心肌梗死疼痛持续时间很长(>30 分钟或更长)且不容易缓解。

4.影响因素

心绞痛可在劳累、体力活动或精神紧张时诱发,休息后或含硝酸甘油或硝酸异山梨酯后 1~2 分钟内缓解,而对心肌梗死所致的疼痛则服上述药无效。反流性食管炎多在进食时出现,平卧或弯腰可诱发,服用抗酸剂和促动力药物可减轻或消失。胸膜炎及心包炎的胸痛可因咳嗽或用力呼吸而加剧

三、咯血

咯血是指喉及喉以下呼吸道任何部位的出血,经口排出者。呼吸系统中,咯血常见于肺结核、支气管扩张和肺癌。咯血机制包括毛细血管通透性增高、小血管破裂、小动脉瘤破裂及动静脉瘘破裂。

(一)病因及发病机制

引起咯血原因很多,以呼吸系统和心血管疾病为常见,其中肺结核、风湿性心脏病二尖瓣狭窄、支气管扩张和肺癌是我国临床咯血的常见病因。

1.肺疾病

肺结核、支气管扩张和支气管肺癌是引起咯血的常见肺疾病。痰中带有血丝常由炎症病灶中的毛细血管扩张破裂引起。少数情况下,可出现中等量(超过 100 mL 者)以上的咯血,是由于小血管损伤或来自空洞内的血管瘤破裂或继发的结核性支气管扩张形成动静脉瘘破裂。有3%~11%的肺结核患者发生过出血量超过 300 mL 以上的大咯血,其发生以老年男性、病程长、复治及病变进展期的患者为多。

2.心血管疾病

引起咯血的心血管疾病常见于二尖瓣狭窄,其次为先天性心脏病所致肺动脉高压或原发性肺动脉高压,另有肺栓塞、肺血管炎、高血压病等。可表现少量咯血或痰中带血、大量咯血、粉红色泡沫样血痰和黏稠红色血痰。其发生机制是肺淤血造成肺泡壁或支气管内膜毛细血管破裂和支气管黏膜下层支气管静脉曲张破裂。

3.其他疾病

血液病(如白血病、血小板减少性紫癜、血友病、再生障碍性贫血等),某些急

性传染病(如流行性出血热、肺出血性钩端螺旋体病等),风湿性疾病(如结节性多动脉炎、系统性红斑狼疮、Wegener 肉芽肿、白塞病等)或气管、支气管子宫内膜异位症等也可引起咯血。

(二)临床表现

1.咯血特点

咯血颜色有助于不同疾病的鉴别诊断,咯出鲜红色血痰可见于肺结核、支气管扩张症及肺脓肿等;暗红色血痰可见于二尖瓣狭窄、肺梗死;肺炎球菌性肺炎、肺吸虫病和肺泡出血则可以出现铁锈色血痰;肺炎克雷伯杆菌肺炎典型的痰液为砖红色胶冻样血痰;粉红色泡沫样血痰则见于左心衰竭;脓血痰常见于金黄色葡萄球菌引起的肺炎。青壮年咯血多见于肺结核、支气管扩张、风湿性心脏病二尖瓣狭窄等;支气管扩张常反复咯血,并可出现大咯血。不同疾病的咯血特点,见表 1-4。

表 1-4 不同疾病的咯血特点

咯血病因	咯血特点
二尖瓣狭窄、肺梗死	暗红色血痰
肺炎球菌性肺炎	铁锈色血痰
肺炎克雷伯杆菌肺炎	砖红色胶冻样血痰
左心衰竭	粉红色泡沫样血痰
金黄色葡萄球菌肺炎	脓血痰
支气管扩张	鲜红色血痰,常反复咯血,并可出现大咯血
肺吸虫病和肺泡出血	铁锈色血痰

2.咯血量分级

每天咯血量在 100 mL 以内为小量咯血;每天咯血量在 100～500 mL 为中量咯血;每天咯血量＞500 mL 或一次咯血＞100 mL 者为大量咯血。

(三)咯血伴随症状

咯血伴胸痛可见于肺炎球菌肺炎、肺结核、肺栓塞(梗死)、支气管肺癌等。咯血伴皮肤黏膜出血见于血液病、风湿病及肺出血型钩端螺旋体病和流行性出血热等。咯血伴杵状指多见于支气管扩张、肺脓肿、支气管肺癌等。咯血伴黄疸则需注意钩端螺旋体病、肺炎球菌肺炎、肺栓塞等。

第三节 呼吸系统疾病的常用诊断方法

一、体格检查

胸部体格检查是胸部疾病诊疗过程中的重要环节，不论是对于疾病的首诊，还是在治疗过程中对疾病发展变化的观察，查体发挥着其他检查不可替代的独特重要作用。

(一)胸部体表标记

查体时往往利用体表标记了解病变所处的位置。胸部常用体表标记：①骨性标记。胸骨上切迹、胸骨柄、胸骨角、剑突、腹上角、肋骨、肋间隙、肩胛骨、脊柱棘突。②体表标记线。前正中线、胸骨线、胸骨旁线、锁骨中线、腋前线、腋后线、腋中线、后正中线、肩胛线。

(二)胸部体格检查部位

胸部体检包括对胸壁、胸廓、肺和胸膜的检查。胸壁的检查包括浅表静脉、皮下气肿、胸壁压痛和肋间隙；胸廓检查主要是胸廓的形态，异常的形态多种多样，常见扁平胸、佝偻病胸和桶状胸；肺和胸膜查体按视、触、叩、听的顺序进行，内容详见下文。

(三)胸部查体顺序

胸部查体按视、触、叩、听的顺序进行。

1.视诊

观察内容包括呼吸运动、呼吸频率、呼吸深度及呼吸节律和幅度。

2.触诊

触诊内容包括胸廓扩张度、语音震颤、胸膜摩擦感及气管偏移。

3.叩诊

叩诊包括直接叩诊和间接叩诊法。正常胸部叩诊音为清音。

(1)异常浊音或实音可见于：①肺部病变。肺炎、肺结核、肺栓塞、肺脓肿、肺部肿瘤、肺水肿、肺部广泛纤维化等。②胸膜病变。胸腔积液、胸膜肿瘤和胸膜肥厚等。③胸壁病变。胸壁水肿、胸壁结核和胸壁肿瘤等。

(2)过清音见于肺气肿等。

(3)鼓音见于肺大疱、大空洞或胸膜腔内积气。

4.听诊

(1)正常呼吸音:在肺部的不同部位可出现支气管呼吸音、肺泡呼吸音和支气管肺泡呼吸音。

(2)异常呼吸音:①异常肺泡呼吸音。减弱见于气胸、胸腔积液、胸膜肥厚、肺不张和膈肌麻痹等。增强可见于发热、代谢亢进、贫血和酸中毒等。②异常支气管呼吸音。常见于肺组织实变、肺内大空腔和压迫性肺不张等。③异常支气管肺泡呼吸音见于支气管肺炎、肺结核、大叶性肺炎初期或在胸腔积液上方肺膨胀不全的区域。

(3)啰音:是呼吸音以外的附加音,分为湿啰音、干啰音、语音共振与胸膜摩擦音。①湿啰音:又称水泡音,按啰音性质分为粗、中、细湿啰音和捻发音。粗湿啰音发生于气管、主支气管或空洞部位,多出现在吸气早期,常见于支气管扩张、严重肺水肿及肺结核或肺脓肿空洞。中湿啰音发生于中等大小的支气管,多见于支气管炎和支气管肺炎等。细湿啰音发生于小支气管,多见于细支气管炎、支气管肺炎、肺淤血和肺梗死等。捻发音是一种极细而均匀一致的湿啰音,常见于细支气管和肺泡炎症或充血,如肺淤血、肺炎早期和肺泡炎等。②干啰音:根据音调分为高调干啰音和低调干啰音。高调干啰音多起源于较小的支气管或细支气管。低调干啰音又称鼾音,多发生于气管或主支气管。③语音共振:语音共振的变化可以出现支气管语音、胸语音、羊鸣音、耳语音增强等体征。④胸膜摩擦音:提示胸膜炎症。

二、实验室检查

(一)血液学检查

1.血常规检查

(1)白细胞升高:白细胞总数升高可见于呼吸系统急性细菌性感染和化脓性炎症,如大叶性肺炎、肺脓肿、化脓性扁桃体炎等。少数病毒感染性传染病(如传染性单核细胞增多症、传染性淋巴细胞增多症)等白细胞也可升高。一些患者应用激素后的几天内,白细胞常升高超过正常范围。中性粒细胞增多常见急性和化脓性感染(如肺炎、化脓性扁桃体炎等)。嗜酸性粒细胞增多可见于一些变态反应如支气管哮喘、热带嗜酸性粒细胞增多症、过敏性肺炎、曲霉菌或寄生虫感染患者等。淋巴细胞增多可见于百日咳、传染性单核细胞增多症等。

(2)白细胞减少:白细胞总数减少可见于某些感染,如肺部革兰阴性杆菌感染、病毒(如流感、麻疹病毒)感染等。中性粒细胞减少可见于流感等传染病、化疗、放疗后等。多种药物如解热镇痛药、抗菌药物(如头孢菌素等)、支气管肺癌的化疗药物可以导致白细胞下降。淋巴细胞减少可见于免疫缺陷病、部分病毒感染等。

(3)白细胞形态异常:在血涂片中检查出异常白细胞对临床诊断及治疗有重要的意义。核左移说明外周血中幼稚或杆状核粒细胞增多,见于急性化脓性细菌感染等。如在白细胞中发现中毒颗粒、空泡变性提示较严重的化脓性感染。中性粒细胞大小不均或出现中毒颗粒常见于较严重的化脓性感染。异形淋巴细胞增多可见于传染性单核细胞增多症等。

2.血细菌培养

正常人血液中并不存在细菌,当人体受到细菌感染后,如果细菌由局部炎症部位进入血循环则出现菌血症;细菌进入血液后在血液中生长繁殖可出现败血症;化脓性细菌进入血液后可造成脓毒血症,以上情况的一个共同点是血液中都有细菌。如果用这种血液做培养,即可以检出致病菌。在患者的血液中检测出微生物对感染性疾病的诊断、治疗和预后有重要的临床意义。

3.急性时相反应蛋白(APR)

(1)C反应蛋白(CRP):肺部感染急性期、肺结核活动期、肺部恶性肿瘤及风湿免疫性疾病活动期CRP常升高。CRP上升速度、幅度及持续时间与病情及组织损伤的严重程度密切相关,且不受放疗、化疗、皮质激素等治疗手段及性别、年龄、贫血、妊娠、体温等因素的影响。CRP对恶性肿瘤的早期诊断及结合临床与良性肿瘤的鉴别诊断具有一定的临床价值。

(2)红细胞沉降率(ESR):能引起ESR病理性增快的常见呼吸道疾病包括①各种炎症。细菌性急性炎症、肺结核活动期时,血中急性反应相物质(包括α_1抗胰蛋白酶、α_2巨球蛋白、CRP、运铁蛋白、纤维蛋白原等)迅速增多,可以促进红细胞的线状聚集,使ESR增快。慢性炎症如结核病时,纤维蛋白原及免疫球蛋白含量增加,血沉也明显增快。②组织损伤及坏死。较大的手术创伤可导致ESR增快,如无并发症,一般2～3周内恢复正常。③恶性肿瘤。ESR加快可能与肿瘤细胞分泌糖蛋白(属球蛋白)、继发感染及恶病质等因素有关。良性肿瘤ESR多正常。

4.肿瘤标记物检查

肿瘤标记物是某些肿瘤细胞上存在或分泌、排出到体液中的物质,血中肿瘤标记物检查对诊断肺恶性肿瘤有一定指导价值。临床常用的呼吸系统肿瘤标记物包括癌胚抗原(CEA)、糖类抗原-199(CA-199)、糖类抗原-125(CA-125)和神经元特异性烯醇化酶(NSE)等,它们往往在肿瘤很小时即可被检测出来,有助于早期发现病灶。如在治疗后明显降低,则提示治疗有效,反之,则提示可能疗效不佳,需严密监视。

5.血清学检查

可用免疫扩散法、补体结合试验、免疫荧光法、对流免疫电泳、酶联免疫法及放射免疫法等测定血清和体液中的特异性抗体,对于病毒、真菌、支原体和细菌感染的诊断均有一定价值。降钙素原(PCT)可选择性地对系统性细菌感染、真菌感染及寄生虫感染有反应,而对无菌性炎症和病毒感染无反应或仅有轻度反应。全身性细菌、真菌和寄生虫感染时,PCT 水平异常增高,增高的程度与感染的严重程度及预后相关,在全身性细菌感染和脓毒症辅助鉴别诊断、预后判断、疗效观察等方面有一定的临床价值。

6.血气分析

通过血气分析,能对患者的通气功能、换气功能、主要是缺氧和二氧化碳潴留程度及机体的酸碱状态、电解质紊乱的程度有一个较全面的了解,从而有助于了解病情、鉴别诊断、观察疗效和估计预后。

判断酸碱失衡应先了解临床情况,一般根据 pH、动脉血二氧化碳分压($PaCO_2$)、BE(或 AB)判断酸碱失衡,根据动脉血氧分压(PaO_2)及 $PaCO_2$判断缺氧及通气情况。pH 超出正常范围提示存在酸碱失衡;但 pH 正常仍可能有酸碱失衡。$PaCO_2$超出正常范围提示呼吸性酸碱失衡,BE 超出正常范围提示有代谢性酸碱失衡。各种疾病中出现的不同类型的、单纯或复合型的酸碱失调,可以根据血气分析作出正确判断,以利于找出病因并给予及时恰当的处理。同时,pH 是估计预后的主要指标之一,即 pH 越低,纠正越困难,预后愈差。

(二)抗原皮肤试验

哮喘的变应原试验阳性有助于变应体质的确定,并帮助进行相应抗原的脱敏治疗。对结核或真菌呈阳性的皮肤反应仅说明已受感染,并不能肯定患病。

(三)痰液检查

痰液检查可以检查痰液中的病原体或者肿瘤细胞、炎性介质等。如不易咳出痰液,还可以用诱导痰的方法诱导出痰液进行化验检查。

1.痰液的细菌学检查

合格的痰涂片标本在每个低倍镜视野里上皮细胞＜10 个,白细胞＞25 个为相对污染少的痰标本，定量培养菌量≥10^7 CFU/mL 可判定为致病菌。如痰中查到抗酸杆菌，则活动期肺结核诊断明确。若经环甲膜穿刺气管吸引、或经纤维支气管镜防污染双套管毛刷采样，可防止咽喉部寄殖菌的污染，此时培养菌量≥10^3 CFU/mL即有诊断意义。

2.痰液的细胞学检查

反复作痰脱落细胞检查，有助于肺癌的诊断。

3.痰液检查在哮喘诊断中的应用

支气管哮喘患者痰液涂片在显微镜下可见较多嗜酸性粒细胞，可见嗜酸性粒细胞退化形成的尖棱结晶，黏液栓和透明的哮喘珠。

(四)胸腔积液(胸液)检查和胸膜活检

病理状态下会出现胸腔积液，胸腔积液检查的最终目的是确定胸腔积液的病因，而明确胸腔积液是渗出性或是漏出性是明确病因的前提。

1.判断渗出液、漏出液性质，见表 1-5。

表 1-5　漏出液和渗出液的鉴别

	漏出液	渗出液
外观	草黄色、淡黄色、清晰	草黄色或脓性或血色，清晰或浑浊
	静置不凝固	静置可出现凝固
比重	＜1.018	＞1.018(多数＞1.020)
Rivalta 试验	阴性	阳性
细胞总数	＜100/mm^3	＞500/mm^3
		如 RBC＞10 000 提示癌性或结核，如 RBC＞100 000 提示创伤、癌、肺梗死；WBC＞10 000 考虑脓胸
蛋白总量	＜30 g/L	＞30 g/L
	胸腔积液蛋白量/血浆蛋白量＜0.5	＞0.5
是否自凝	不能自凝	可自凝
葡萄糖	和血糖基本相同	低血糖，类风湿性＜30 mg/dl；化脓性＜20；TB_4 30～60 mg/dl；肿瘤＞60 mg/dl；乳酸脱氢酶＞200 U/L，胸腔积液中 LDH/血浆中 LDH＞0.6，如＞500 U/L 提示癌性
腺苷酸脱氨酸	阴性	感染、结核＞45 U/L，肿瘤＜40 U/L
淀粉酶	正常	＞500 U/L 并且胸腔积液中/血浆中＞2
pH	7.41～7.51	常＜7.3
细菌	阴性	培养出相应致病菌

续表

	漏出液	渗出液
特殊蛋白	无	SLE,类风湿等 C_3、C_4 水平降低
CEA	阴性	癌性升高并胸腔积液的 CBA>血清的 CEA

2.不同性状胸腔积液的病因提示

脓性胸液若为大肠埃希菌或厌氧菌感染常有臭味。血性胸液呈程度不同的洗肉水样或静脉血样;乳状胸液为乳糜胸;若胸液呈巧克力色应考虑阿米巴肝脓肿破溃入胸腔的可能;黑色胸液可能为曲菌感染。胸液中红细胞超过 $5\times10^9/L$ 时,可呈淡红色,多由恶性肿瘤或结核所致。非结核性胸液间皮细胞超过 5%,结核性胸液中常低于 1%。系统性红斑狼疮并发胸腔积液时,其胸液中抗核抗体滴度可达 1∶160 以上,且易找到狼疮细胞。结核性胸液 pH 常<7.30;pH <7.00者仅见于脓胸以及食管破裂所致胸腔积液。急性胰腺炎所致胸液的 pH<7.30;若pH <7.40,应考虑恶性胸液。胸液涂片查找细菌及培养,有助于病原诊断。结核性胸膜炎胸液沉淀后作结核菌培养,阳性率仅 20%。恶性胸液中铁蛋白含量增高,可伴为鉴别诊断的参考。联合检测多种标志物,可提高阳性检出率。乳糜胸时其胸液中中性脂肪、甘油三酯含量较高(>4.52 mmol/L),呈乳状混浊,苏丹Ⅲ染色呈红色、但胆固醇含量不高,可见于胸导管破裂时。“乳糜样”或胆固醇性胸液(胆固醇>2.59 mmol/L),与陈旧性积液胆固醇积聚有关,可见于陈旧性结核性胸膜炎,恶性胸液或肝硬化、类风湿关节炎等。胆固醇性胸液所含胆固醇量虽高,但甘油三酯则正常,呈淡黄或暗褐色,含有胆固醇结晶、脂肪颗粒及大量退变细胞(淋巴细胞、红细胞)。系统性红斑狼疮及类风湿关节炎引起的胸腔积液中补体 C_3、C_4 成分降低,且免疫复合物的含量增高。

3.经皮胸膜活检

对鉴别有无肿瘤及判定胸膜肉芽肿性病变有一定帮助。拟诊结核病时,活检标本除作病理检查外,还可作结核菌培养。脓胸或有出血倾向者不宜作胸膜活检。必要时可经胸腔镜进行活检。

三、支气管镜和胸腔镜

硬质支气管镜目前仅用于气管内肿瘤或异物的摘除手术。纤维支气管镜取代硬质支气管镜能深入亚段支气管,直接窥视黏膜水肿、充血、溃疡、肉芽肿、新生物、异物等,作黏膜的刷检或钳检,进行组织学检查;并可经纤维支气管镜作支气管肺泡灌洗,灌洗液可以进行微生物、细胞学、免疫学、生物化学等检查,有助于明确病原和病理诊断；经支气管针抽吸术（TBNA）提供靠近支气管分支的纵隔病变以及支气管管周、黏膜下、支气管内的细胞学或组织学样本，对肺癌的诊断和分期起着重要的作用。共聚焦自荧光气管镜技术通过气管镜发生的励起光照射，使肺肿瘤部位发出不同于正常组织的荧光，用于观察肿瘤组织侵犯的边界和界限，指导选取活检部位，早期发现和筛选支气管肺癌。电视胸腔镜可应用于多种胸腔疾病包括胸膜、肺部、纵隔、心包疾病以及胸外伤的诊断。

四、肺活体组织检查

经皮肺穿刺术（PNCB）是肺部病变的一种重要检查方法。包括细胞学活检和组织学活检，对所得标本进行微生物和病理检查。对不明原因的肺部肿块，尤其是靠近胸壁的周围性病变；对肺部弥漫性和结节性病变，用一般方法不能确诊者，最后常采用 PNCB 得以确诊。病灶活检检查组织细胞有利于诊断和随访疗效。

随着医学影像技术的发展，经皮肺穿刺可在 CT、电视透视系统、超声、MRI 等的引导下进行。穿刺针的不断改进，使该项检查的水平不断提高，在临床上已被广泛应用。PNCB 的不足之处为所取肺组织过小，故必要时仍需作开胸肺活检。

五、呼吸功能测定

（一）肺功能检查概述

肺功能检查包括通气功能、换气功能、呼吸调节功能及肺循环功能等，是呼吸系统疾病的必要检查之一。肺功能检查对于早期检出肺、气道病变，评估疾病的病情严重程度及预后，评定药物或其他治疗方法的疗效，鉴别呼吸困难的原因，诊断病变部位、评估肺功能对手术的耐受力或劳动强度耐受力及对危重患者的监护等方面有重要的指导意义。

（二）肺功能检查的诊断价值

肺功能检查有助于一些肺部疾病的诊断。阻塞性通气功能障碍可见于支气管哮喘、慢性阻塞性肺等疾病，肺功能检查有助于临床医师明确 COPD 的严重程度，并依据疾病严重程度制订相应的治疗方案。限制性通气功能障碍提示肺纤维化、胸膜增厚，这些变化常在临床症状出现前已存在。特发性肺纤维化及弥散性肺泡癌患者可有严重的弥散功能损害。

(三)肺功能检查的主要指标

1.肺容量指标

肺容量指标包括潮气量(VT)、补吸气容积(IRV)、补呼气容积(ERV)、残气容积(RV)。深呼气量由潮气容积与补吸气容积组成。肺活量(VC)是指最大吸气后能呼出的最大气量,由深吸气量与补呼气容积组成。功能残气量(FRC)由补呼气容积与残气容积组成。肺总量(TLC)是深吸气后肺内所含有的总气量,由肺活量与残气容积组成。肺总量测定可由肺活量与残气容积相加求得。

肺活量减低见于胸廓、肺扩张受限,肺组织损害,气道阻塞。功能残气量改变常与残气容积改变同时存在。阻塞型肺部疾病如支气管哮喘、肺气肿等残气容积增加。限制型肺部疾病如弥漫性肺间质纤维化、肺占位性疾病、肺切除后肺组织受压等残气容积减少。

2.肺通气功能

(1)每分钟静息通气量是潮气容积与呼吸频率的乘积。正常成人静息状态下每分钟静息通气量平均为 7.5 L/min。

(2)用力肺活量(FVC):用最快的速度所作的呼气肺活量。并可由此计算出第 1 秒钟呼出的容积和第 1 秒钟呼出容积占用力肺活量之比(FEV_1/FVC%)。用力肺活量可以反映较大气道的呼气期阻力。可用作慢性支气管炎、支气管哮喘和肺气肿的辅助诊断手段,也可观察支气管扩张剂的疗效。

(3)用力呼气第 1 秒量(FEV_1):指用力呼气在第 1 秒钟内呼出的气体量。是诊断和评价慢性阻塞性肺疾病严重程度的重要指标。在哮喘等阻塞性肺疾病患者,FEV_1的降低比 FVC 更明显,因而 FEV_1/FVC 也变小。在肺纤维化等限制性肺疾病患者,FEV_1和 FVC 均下降,但 FEV_1/FVC 可正常甚至超过 80%。

(4)呼气高峰流量(PEFR):指在肺总量位时,用力快速呼气,观察最高呼气流速。可以广泛应用于呼吸疾病的流行病学调查,尤其对支气管哮喘病情、疗效的判断更为实用。

(5)最大通气量(MVV):指单位时间内以尽快的速度和尽可能深的幅度进行呼吸所得到的通气量。MVV 可以衡量气道的通畅度、肺和胸廓的弹性和呼吸肌的力量。常用作能否进行胸科手术的指标之一。

3.肺弥散功能

肺弥散功能可以反映肺的气体交换能力,主要是氧与二氧化碳的交换能力。弥散功能减低主要见于肺间质疾病,如弥漫型肺间质纤维化,其他如肺气肿时,由于肺泡壁的破坏,弥散面积减少,或贫血时血红蛋白减低,都能使肺弥散量减少。

4.呼吸力学测定

(1)呼吸系统顺应性:可分为总顺应性、胸壁顺应性和肺顺应性。肺顺应性减低主要见于肺纤维化、肺水肿、肺不张和肺炎等使肺扩张受限的肺部疾病。肺气肿时,由于肺泡壁弹力纤维的丧失,肺弹性减低,因而肺容量扩张至一定程度所需压力改变较正常肺为低,因此肺顺应性增高。

(2)气道阻力:气道阻力增加见于慢性支气管炎、支气管哮喘急性发作期、癌肿、瘢痕组织或其他原因引起的阻塞性通气障碍。肺气肿时,由于肺弹性对支气管环状牵拽力的减弱,使支气管于呼气时易于陷闭,而引起气道阻力增加。

第四节　呼吸系统疾病的常用治疗措施

一、氧疗

氧疗可用于纠正缺氧,提高动脉血氧分压和氧饱和度的水平,有利于提高患者生存率、改善生活质量和神经精神状态,减轻红细胞增多症,预防夜间低氧血症,改善睡眠质量,预防肺心病和右心衰竭的发生以及减少医疗费用包括住院次数和住院天数。

在临床上氧疗可以用于疾病辅助治疗、改善缺氧、提高患者活动能力、改善患者症状、危重症的抢救等情况,是辅助治疗多种呼吸系统疾病的重要方法之一。长期氧疗能延长COPD患者的生存期,降低病死率。

氧疗给氧方法包括鼻导管、鼻塞、面罩、经气管导管、贮氧导管和按需脉冲阀。

(一)鼻塞和鼻导管吸氧法

设备简单,使用方便。一般只适宜低流量供氧,若流量比较大就会因流速和冲击力很大让人无法耐受,同时容易导致气道黏膜干燥。

(二)面罩吸氧法

面罩吸氧法分为开放式和密闭面罩法。面罩法适宜较严重缺氧者,吸氧浓度可达40%～50%,感觉较舒适,无黏膜刺激及干吹感觉。但氧耗量较大,并有进食和排痰不便的缺点。

(三)经气管导管氧疗法

经气管导管氧疗法是用一较细导管经鼻腔插入气管内的供氧方法。主要适宜慢性阻塞性肺病及肺间质纤维化等所致慢性呼吸衰竭需长期吸氧而一般氧疗效果不佳者,由于用导管直接向气管内供氧,故可显著提高疗效,只需较低流量的供氧即可达到较高的效果,且耗氧量很小。

(四)电子脉冲氧疗法

电子脉冲氧疗法是近年开展的一种新方法,它通过电子脉冲装置可使在吸气期自动送氧,而呼气期又自动停止送氧。这比较符合呼吸的生理状态,又大大节省了氧气。适宜鼻塞、鼻导管和气管内氧疗。

(五)机械通气给氧法

用人工呼吸机进行机械通气时,利用呼吸机上的供氧装置进行氧疗。可根据病情需要调节供氧浓度(21%～100%)。

(六)高压氧治疗

患者进入高压氧舱,在高于大气压的氧气压力下吸氧。有时可以在舱内进行高浓度(60%)的吸氧。

二、吸入治疗

(一)使用雾化器吸入治疗

雾化吸入疗法是指使用专门的雾化装置将药物溶液雾化成微小的颗粒,通过吸入的方法进入呼吸道及肺内并沉积,从而达到迅速、有效和无痛的治疗作用。常用于病情较重或不能有效使用吸入器的呼吸系统急症患者。雾化吸入治疗有如下优点:

(1)吸入疗法作用直接迅速:药物可直接到达患病部位与病变组织直接接触,接触面积大(人体肺泡总数达2.8亿个,总面积50～90 m^2),与药物接触面积广,并且呼吸道黏膜及黏膜下有丰富的各种类型的药物受体,药物被吸入气道后就广泛与受体接触,即在局部发挥异常强大的治疗作用,吸入的药雾直接作用于气道表面,免除了口服或注射途径需经血循环到达气道的时间,因而起效快。

(2)所用药物剂量小:将达到同样疗效时的沙丁胺醇,对吸入疗法、口服及注射方法给药的用药量做比较,发现吸入疗法所需的剂量仅为口服液的1/40和注射量的1/5,所以吸入疗法的剂量不但减轻了机体代谢的负担,也同时避免或减少全身用药，明显地减少了药物的不良反应，这一点对于儿童和老人尤为重要。

(3)湿化气道，稀释痰液，可以普遍用于各种呼吸道疾病。

(4)对于某些以病毒感染为主的、可自愈的疾病(如感冒)，雾化吸入治疗可明显减轻症状、缩短病程。

(5)药物作用直接，对缓解支气管哮喘效果显著且迅速，优于其他治疗方式，甚至在危急时刻能够挽救患者的生命。

(二)使用吸入器吸入治疗

吸入疗法是防治哮喘的重要方法。目前防治哮喘的吸入装置主要分为两大类，定量吸入器和干粉吸入器。

1.压力型定量吸入器(pMDI)

压力定量气雾吸入器是由药物、推进剂、表面活性物质或润滑剂3种成分组成，也称气雾剂，包括预防哮喘发作的必可酮、普米克、辅舒酮和缓解症状的万托林、爱全乐。其内药物悬浮于液状的推进剂中，所以使用时必须口嘴朝下，且呈垂直状态。吸气开始后立刻按下气雾剂，吸到最深状态时要屏住呼吸达10秒钟，然后再正常呼吸。上述动作的配合很重要，所以更适合年轻人使用。使用困难者，可在嘴和气雾剂喷嘴间加储雾罐，把药喷入储雾罐内，分两次吸入。不仅操作方便，而且吸入药物的量比直接用气雾剂吸入的量大，可减少药物的不良反应。

2.干粉吸入器(DPI)

DPI携带方便，使用快捷，操作容易，而且可使用纯药，不含辅助成分。DPI与pMDI不同在于：DPI是通过使用者主动吸气所产生的动能来分散药物微粒，药物以干粉微粒形式输出，药雾的流速与使用者的吸气流速相吻合，因此药雾在离开吸入装置后，微颗粒的大小不会因时间和距离的变化而发生迅速变化，因此从气雾动力学上来说，干粉剂的药雾颗粒较pMDI更稳定。

不同类型的DPI采用的药物干粉技术和装置设计原理略有不同，根据装置内干粉的剂型可将DPI分成单剂量型(如旋转吸入器等)、多剂量型(如准纳器、碟式吸入器等)和贮存剂量型(都保等)三种类型。单剂量型DPI每次吸药前必须手工安装剂量；多剂量型DPI由转盘或盘状带包裹一定数量的药物囊泡，通过转动装置单剂输出药物；贮存剂量型DPI全部的药物干粉置于装置内的贮存腔中，通过操作装置分割每次药物剂量。哮喘危重发作者及婴幼儿可能达不到足够的吸气流速，故不宜应用DPI进行哮喘治疗。

(1)旋转吸入器：是一种单剂量胶囊吸入器，使用时药物胶囊置于装置底部，经两侧针刺破后，胶囊随吸入气流旋转，同时释放其内含的药物颗粒。装置的结构简单，使用方便，内在阻力低；缺点在于使用时必须每次装药，防潮性能较差，药粉容易受潮凝集而影响输出量。国内现已有丙酸倍氯米松（贝可乐）、沙丁胺醇（沙普尔）和色甘酸钠 DPI 等剂型。

（2）碟式吸入器：由含 4 或 8 个药物囊泡的转盘和底座组成，吸嘴结构简单，属低阻力型干粉吸入器。使用时先刺破铝箔，吸入肺内的药量为 10%左右，增加吸气流速并不能提高吸入量；使用中需替换药物转盘，仍显不便。

（3）准纳器是一种新型多剂量型 DPI，含有 60 个剂量，药物置于盘状输送带的囊泡内，通过转盘输送，口器上有一个保护性的外部封盖，当操作杆滑回后，口器打开，一个囊泡刺破。使用时装置的位置并不影响药物的吸入。该装置的药物吸入时的吸气流速为 30 L/min，适用年龄范围广，可用于 4 岁以上儿童。由于吸气阻力低，增加吸气流速并不能增加肺部药量，使用准纳器时肺部药物沉积量可达 12%～17%。目前国内有丙酸氟替卡松和沙美特罗的复合制剂-舒利迭。

（4）都保是一种贮存剂量型 DPI，通过激光打孔的转盘精确定量。其口器部分的内部结构采用了双螺旋通道，气流在局部产生湍流，以利于药物颗粒的分散，增加了微颗粒的输出量和吸入肺部的药量。由于吸气部分结构复杂，装置的内在阻力略高，属中阻力型，吸入药量与吸气流速直接相关，使用时应尽可能采用快速的峰流速吸气方式吸药。在理想的吸气流速 60 L/min 时，吸入肺部的药量可达到 20%以上，显著高于 pMDI；吸气流速在 35 L/min 时，吸入药量可达到 (14.8±3.2)%，适用于 5 岁以上的儿童。由于贮药池位于装置的上端，使用时必须垂直旋转。目前国内有普米克、奥克斯和信必可都保三种剂型。

针对使用干粉吸入装置所必需的流速要求，国外又开发出主动式 DPI，其优点是吸气流速要求低，使用方便，适用年龄范围广，剂量准确，药物吸入比例高且恒定，可用不加辅料的纯药，装置更可长期反复使用。

目前主要有两种类型，一种为电动 DPI，工作原理是通过低于 15 L/min 的吸气流速启动电池驱动的马达，释放恒量的药物，每次能根据需要输出药物颗粒。另一种为带自充气储雾罐的 DPI（如 Air Pac），其工作原理是通过装有弹簧活塞的储雾罐产生 60 L/min 的气流将干粉装置内的药物吸入储雾罐形成稳定的气雾，产生的平均药雾颗粒直径为 2.8μm，患者无须用力吸气。由于储雾罐经抗静电处理，药雾颗粒在储雾罐内的半衰期长达 1 分半钟，对患者的协调性要求也低，吸入肺部的药量提高，剂量的重复性好，是一种新颖理想的吸入装置。

三、呼吸机辅助机械通气

机械通气是借助呼吸机建立气道口与肺泡间的压力差，给呼吸功能不全的患者以呼吸支持，即利用机械装置来代替、控制或改变自主呼吸运动的一种通气方式。是在患者自然通气和/或氧合功能出现障碍时，运用器械（主要是呼吸机）使患者恢复有效通气并改善氧合的方法。通气机形成肺泡通气的动力，并提供不同氧浓度，以增加通气量、改善换气、降低呼吸功能、改善或纠正缺氧、CO_2潴留和酸碱失衡，还可防治多脏器功能损害。

机械通气给呼吸衰竭（简称呼衰）患者予以呼吸支持，维持生命，为基础疾病治疗、呼吸功能改善和康复提供条件，是危重患者及重伤员重要的生命支持设备。

各种通气模式的改进可对不同的病因引起的呼吸衰竭进行针对性的治疗。由于无创通气的推广，将能预防一些患者（如慢性阻塞性肺疾病，神经肌肉疾病）发展为呼吸衰竭，并使部分患者避免气管插管或切开。

四、药物治疗

（一）抗菌药物

呼吸系统感染是临床最常见的感染性疾病，抗菌药物在我国是使用量最大、应用最为广泛的药物。虽然近年来各种广谱、高效、新型的抗菌药物不断开发，但呼吸系统感染的治疗依然面临严峻的挑战。呼吸系统感染常用的抗菌药物包括β-内酰胺类、大环内酯类、氟喹诺酮类药物、氨基糖苷类、林可霉素类、糖肽类、硝基咪唑类等。

1.抗菌药物的使用原则

选用抗菌药物，首先应明确患者的临床指征。应根据患者的症状、体征及血、尿常规等实验室检查结果，初步诊断为细菌性感染者以及经病原检查确诊为细菌性感染者方有指征应用抗菌药物。

2.重视病原学诊断

重视病原学诊断应尽早查明感染病原，根据病原种类及细菌药物敏感试验结果选用抗菌药物。危重患者在未获知病原菌及药敏结果前，可根据患者的发病情况、发病场所、原发病灶、基础疾病等推断最可能的病原菌，并结合当地细菌耐药状况先给予抗菌药物经验治疗，获知细菌培养及药敏结果后，对疗效不佳的患者调整给药方案。

3.按照药物抗菌作用和体内过程特点选药

各种抗菌药物的药效学(抗菌谱和抗菌活性)和人体药代动力学(吸收、分布、代谢和排出过程)特点不同,因此各有不同的临床适应证。临床药师应根据各种抗菌药物的上述特点,按临床适应证正确选用抗菌药物。

4.结合患者的基础状态

应用抗菌药物时,应考虑患者的基础状态,如病情严重程度、年龄、体重、遗传、机体的抵抗能力、哺乳、妊娠、肝、肾功能等。选择剂量和疗程要适当,剂量过小达不到治疗效果,又易引起细菌耐药;剂量过大,造成浪费,而且可能还会出现严重的不良反应。

5.抗菌药物的联合应用

抗菌药物联合应用的目的是提高疗效,减少个别药物的剂量,从而减少不良反应,延缓耐药性的产生。对混合感染或不能作细菌学诊断的病例,联合用药可扩大抗菌范围,但使用不当也可产生严重的不良后果,如不良反应发生率增加,耐药菌株更多,故不宜盲目联合用药。有明确联合用药指征者,一般限于两药联用,极必要时才三药联用。联合用药中至少有一种对致病菌有明显的抗菌活性,其余的不应有明显的耐药性。除极少数情况外(如抗结核病时),不宜长期采用固定组分的联合用药,而且尽量缩短联合用药的时间。

6.注意抗菌药物的相互作用和不良反应

临床上在应用抗菌药物时除了考虑其治疗作用外,还应对其不良反应及与其他药物的相互作用给予足够的重视,以减少其对患者带来的伤害。

(二)支气管扩张药

支气管扩张药可以明显扩张气管,从而迅速逆转哮喘患者的气道阻塞症状,同时减少微血管漏出,减少炎症细胞释放支气管收缩介质,从而缓解气急症状。目前常用的支气管扩张药,包括 β_2-肾上腺素受体激动剂、抗胆碱能药物、黄嘌呤类。其他如色甘酸钠虽然可以阻止支气管收缩,但对支气管扩张并无直接作用,故一旦支气管开始收缩,本药无效。抗白三烯药对某些患者有微弱的支气管扩张效应。糖皮质激素虽然可以逐渐缓解气道阻塞,但对气道平滑肌收缩并无直接作用,因此认为它并非支气管扩张药。支气管扩张药的给药途径为吸入、口服及静脉等。

(三)糖皮质激素

糖皮质激素在呼吸系统疾病中应用较多,主要用于抗炎、抗毒、抗休克和免疫抑制。正确、合理应用糖皮质激素是提高其疗效、减少不良反应的关键。其正确、合理应用主要取决于以下两方面：①治疗适应证掌握是否准确；②品种及给药方案选用是否正确、合理。

(1)严格掌握适应证：哮喘、特发性肺纤维化、变态反应性支气管肺曲菌病、结节病、慢性阻塞性肺疾病、变应性鼻炎及严重感染或炎性反应有糖皮质激素应用的指征。

(2)合理制订治疗方案：糖皮质激素治疗方案应综合患者病情及药物特点制定。应根据不同疾病和各种糖皮质激素的特点正确选用糖皮质激素品种；按不同治疗目的选择剂量；根据疾病的特点确定糖皮质激素疗程；按照患者病情给予不同的给药途径。

(3)重视疾病的综合治疗：应结合患者实际情况，联合应用其他治疗手段。如严重感染患者，在积极有效的抗感染治疗和各种支持治疗的前提下，为缓解症状，确实需要的可使用糖皮质激素。

(4)密切监测不良反应：糖皮质激素的不良反应与用药品种、剂量、疗程、剂型及用法等明显相关，在使用中应密切监测不良反应，如感染、代谢紊乱(水电解质、血糖、血脂)、体重增加、出血倾向、血压异常、骨质疏松、股骨头坏死等，小儿应监测生长和发育情况。

(5)注意停药反应或反跳现象。

(四)镇咳祛痰药

1.镇咳药物

一般根据其药理作用机制，将镇咳药分为中枢性和外周性两大类。中枢性镇咳药对延髓中枢具有抑制作用，根据其是否具有成瘾性和麻醉作用又可分为依赖性和非依赖性镇咳药。前者为吗啡类生物碱及其衍生物，以可待因为代表，具有十分明显的镇咳作用，由于具有成瘾性，仅在其他治疗无效时短暂使用。后者多为人工合成的镇咳药，如喷托维林、右美沙芬等，临床应用十分广泛。外周性镇咳药包括局部麻醉药和黏膜防护剂，如苯丙哌林、莫吉司坦及那可丁。

2.祛痰药物

祛痰药主要通过稀释痰液或液化黏痰，使之易于咳出，常用的祛痰药可分为三种类型：刺激性祛痰药(如氯化铵)、痰液溶解剂(乙酰半胱氨酸)、黏液调节剂(如盐酸氨溴索)。

(五)呼吸兴奋药

呼吸兴奋剂主要通过刺激外周感受器和/或呼吸中枢起作用，以改善患者的通气量，用于治疗药物（如吗啡、全麻药等）引起的呼吸抑制和 COPD 患者的通气功能衰竭（Ⅱ型呼吸衰竭）。其在呼吸衰竭治疗中的作用已大多被无创通气或有创机械通气所取代。目前，仅在患者存在机械通气禁忌和患者因高 CO_2 血症出现意识障碍时短期应用，以达到刺激患者清醒、能够配合治疗和排出呼吸道分泌物的作用。呼吸兴奋剂多经静脉注射和静脉滴注给药，作用时间短。

在呼吸兴奋剂治疗呼吸衰竭时，需保证气道通畅，并给予恰当的氧疗。因呼吸兴奋剂可以兴奋骨骼肌增加机体的氧耗量，在气道阻塞、通气障碍、供氧不足条件下将加重低氧血症，使患者情况恶化。呼吸兴奋剂还有刺激其他非呼吸肌或造成患者神志异常等不良反应，应在密切观察下使用。

第二章

胸膜疾病

第一节　气　　胸

胸膜腔是由壁层和脏层两层胸膜构成的一个密闭的不含空气的潜在性腔隙，任何原因致胸膜破损，空气进入胸膜腔即形成气胸。气胸分为自发性气胸和创伤性气胸。自发性气胸又可分为原发性和继发性两种；原发性气胸主要发生在既往无基础肺疾病的健康人，继发于原有基础肺或胸膜疾病的则称继发性气胸。创伤性气胸是指胸部直接或间接创伤所引起，也包括诊断和治疗操作过程中引起的医源性气胸。本节主要叙述自发性气胸。

一、病因和发病机制

原发性气胸又称特发性气胸，多发生在30～40岁，男多于女，发病比例为4∶1～6∶1；右侧发病多于左侧，约10%为双侧；肺部常规X线检查常无异常发现，其发病主要是由于胸膜下肺表面的气肿泡或肺尖部肺内大疱破裂所致，发病机制尚不清楚。有人解释：由于肺本身的重力作用，整个肺内机械张力的分布不均匀，肺尖部肺泡壁的张力比肺底部的大，此处的肺泡壁易于扩张破裂。原发性气胸患者多为瘦长体型身材较高者，这一人群从肺底到肺尖的压力梯度比正常人大，肺尖部肺泡壁所承受的张力相对较高，因而更易引起肺尖部胸膜下局限性气肿泡而发生气胸。吸烟人群中原发性气胸发病率较高，停止吸烟可以减少气胸复发。上述病变也可能是吸烟、支气管或肺部炎症所致的纤维组织牵拉或通气不畅引起，或肺纤维组织先天发育不全（如马方综合征）所致。有报道认为，原发性自发性气胸可能有遗传因素，11.5%患者有家族史，人类白细胞抗原（HLA）单连体A2B40可能与原发性自发性气胸的发生有关，女性患者的家族史更明显，发病平均年龄较男性早 2～5 岁。

继发性自发性气胸，是在肺脏和胸膜各种疾病的基础上形成的气胸，因此临床症状较原发性气胸重，发病年龄也较高。最常见的病因是慢性阻塞性肺疾病(COPD)和肺结核并发肺大疱时，引流的小气道炎症狭窄、扭曲，肺泡内压急骤升高，导致大泡破裂，引起气胸。金黄色葡萄球菌、厌氧菌、革兰阴性杆菌等引起的肺化脓性病灶溃破入胸膜腔则引起脓气胸。近年获得性免疫缺陷综合征(AIDS)伴随的卡氏肺孢子菌感染引起的自发性气胸已受到重视。肺包虫囊肿破裂，肺吸虫等感染均可引起气胸。严重的支气管哮喘、肺癌、肺转移性肿瘤等疾病均可并发气胸。有时胸膜上具有异位子宫内膜，在月经期可以破裂而发生气胸(月经性气胸)。

气胸的发生大多数无明显诱因，凡能增加胸内压，尤其存在上述病因时病变区肺泡内压力增高因素均可诱发自发性气胸，剧烈运动、咳嗽、费力大便，甚至打哈欠、举物欢呼时，均可成为自发性气胸的诱因。乘坐飞机或潜水，因飞机迅速升高或潜水快速浮出水面，外界气压突然降低.肺内大泡胀大易于破裂。机械通气时，气道压力超过肺泡(尤其是病变组织)所能承受的压力时，也可诱发气胸。

二、病理生理

气胸时，胸膜腔内的负压消失使肺发生萎陷，可引起下述病理生理变化：①对通气功能的影响，主要表现为肺活量和最大通气量减少，属限制性通气功能障碍。一般肺压缩 20%以上，就可影响通气功能。②对气体交换功能的影响，气胸初始时，通气/血流(VA/Q)比值下降，解剖分流增加，产生低氧血症，表现为动脉血氧饱和度(SaO_2)和动脉血氧分压(PaO_2)降低，但对动脉血二氧化碳分压($PaCO_2$)影响不太大，$PaCO_2$ 甚至低于正常。气胸发生数小时后，由于重新调整了 VA/Q 比例，使之恢复或接近正常比值。因此，PaO_2 和 $PaCO_2$ 可恢复正常，患者缺氧现象可能缓解。③对循环功能的影响，一般气胸对循环功能的影响不大或无影响，但张力性气胸可使回心血量减少，影响心脏搏出量，可引起血压下降，甚至发生休克。

三、临床类型

根据脏层胸膜破裂情况及胸腔内压力的变化将气胸分为 3 种类型。

(一)闭合性气胸

由于脏层胸膜裂口随着肺脏萎陷而关闭，空气停止继续进入胸膜腔，胸内压接近或稍超过大气压。抽气后，胸内压下降，留针 1～2 分钟压力不再上升。

(二)开放性气胸

破裂口开放,空气从破裂口随呼吸自由进出胸膜腔,实际是支气管胸膜瘘,胸膜腔内压力接近大气压力,测压表上显示在"0"上下,抽气后压力不变。

(三)张力性气胸

破裂口形成单向活瓣,吸气时,胸膜腔内压力降低,活瓣开放,空气进入胸膜腔,呼气时胸膜腔内压力升高,关闭活瓣,空气不能逸出,胸膜腔内压急骤上升,常在0.78～0.98 kPa(8～10 cmH_2O),有时可高达1.96 kPa(20 cmH_2O)以上,致呼吸困难严重,纵隔被推向健侧,循环受到影响。抽气后胸内压下降,后又迅速上升为正压。

四、临床表现

气胸的临床表现与气胸发生的快慢、肺萎陷程度和胸膜腔内压力大小、原有肺功能基础三个因素有关。

(一)症状

发病前可有咳嗽、提重物、剧烈运动等诱因,但许多是在正常活动或安静休息时发病。剧烈运动时发病不足10%。典型表现为患侧突发胸痛,呈尖锐持续性刺痛或刀割痛,吸气加剧,多在前胸、腋下部,可放射到肩、背、上腹部。持续性胸骨后痛提示纵隔气肿的存在。因气体刺激胸膜,可产生短暂的刺激性干咳。这些症状多在24小时内缓解。继之出现呼吸困难,老年患者特别是既往肺功能严重减退者,在气胸量不大时,即可出现明显的呼吸困难;而既往无基础肺疾病的年轻人即使肺压缩80%以上,呼吸困难也可不明显。张力性气胸患者由于胸内压骤升,纵隔移位,呼吸困难显著并进行性加重,常伴有心动过速、恐惧、烦躁以及大汗、皮肤湿冷等休克表现。发绀多见于张力性气胸和原有肺功能不全者。

(二)体征

气胸患者的体征视积气量和有无积液而定,少量气胸时体征不明显,肺压缩在30%以上,可见患侧胸廓膨隆,呼吸运动减弱,叩诊呈鼓音,心、肝浊音区消失,语颤和呼吸音均减弱或消失。左侧少量气胸或纵隔气肿时,可在左心缘或左胸骨缘处听到与心跳同步的噼啪声,称为黑曼征,于左侧卧位呼气时最清楚;其产生机制可能为心跳挤压纵隔和左胸膜腔内的空气,或心跳使分开的脏壁层胸膜突然接触而产生。大量气胸可使心脏、气管向健侧移位。若颈、胸部触及握雪感,为皮下气肿的表现,也提示可能有纵隔气肿。

五、X 射线检查

气胸的典型 X 线表现为肺向肺门萎陷呈圆球形阴影，气体常聚集于胸腔外侧或肺尖，局部透亮度增加，无肺纹理；压缩的肺外缘可见发线状的阴影。少量气胸往往局限于肺尖，常被骨骼掩盖，嘱患者深呼气，使萎缩的肺更为缩小，密度增高，与外带积气透光区呈更鲜明对比，从而显示气胸带。局限性气胸在后前位 X 线检查时易遗漏，需 X 线透视转动体位方能见到气胸。CT 扫描可以确诊局限性气胸，并有助于肺大疱和气胸的鉴别，前者在透光增强区域可见肺大疱间隔的存在。在肺复张后，CT 检查可以进一步明确基础肺部疾病。

六、诊断和鉴别诊断

根据患者突然发生胸痛、呼吸困难并有气胸体征，即可做出初步诊断。X 线显示胸膜腔积气带是确诊的依据。在无条件或病情危重不允许作 X 线检查时，可在患侧胸膜腔积气体征最明显处行诊断性穿刺，抽气测压，若为正压且抽出气体，说明有气胸存在，即应抽出气体以缓解症状，并观察抽气后胸膜腔内压力的变化以判断气胸的类型。自发性气胸有时酷似其他心、肺疾病，应予鉴别。

（一）严重阻塞性肺气肿

有气急和呼吸困难，体检两肺叩诊反响增强，呼吸音减弱。呼吸道感染加重时，气急、发绀可加重，应仔细比较两侧叩诊和呼吸音是否对称，及时行 X 线检查可以鉴别。

（二）肺大疱

位于肺周边部位的肺大疱有时在 X 线检查时可误诊为气胸。肺大疱可因先天发育形成，也可因支气管内活瓣阻塞而形成张力性囊腔或巨型空腔，起病缓慢，气急不剧烈。从不同角度作胸部透视或 CT 检查，可见肺大疱为圆形或卵圆形透光区，疱内有细小的条纹，为肺小叶或肺血管的残遗物，肺大疱向周围膨胀，将肺压向周围；而气胸则见胸外侧的含气带，其中无肺纹理所见。肺大疱内压力与大气压相仿，抽气后，大泡容积无显著改变。

（三）急性心肌梗死

急性心肌梗死可突然发生胸痛、胸闷，甚至呼吸困难犹似气胸，但患者常有高血压及冠状动脉硬化性心脏病史，体征、心电图和 X 线检查有助于诊断。

（四）肺栓塞

肺栓塞有胸痛、呼吸困难和发绀等酷似气胸的表现，但患者常有咯血，并常有下肢或盆腔血栓性静脉炎、骨折、严重心脏病和房颤等病史，或发生在长期卧床的老年患者或肿瘤患者，体检或X线检查有助于鉴别。

七、治疗

自发性气胸的治疗旨在消除症状，明确并发症，促进肺复张，防止复发和慢性气胸的发生。治疗方法的选择取决于症状的严重程度和持续时间，是否有基础肺部疾病，既往发作史以及患者的职业。应选择能让患者尽早恢复正常生活和工作，并且复发率最低、痛苦最小的治疗方法。

(一)一般治疗

闭合性小量气胸(≤20%)患者若无症状，可不予特殊处理。但在发病后的24～48小时内应密切观察，以保证气胸不再发展；嘱患者卧床休息，少讲话，减少肺活动。以利破口愈合和气体吸收。每天约有1.25%的胸膜腔内气体容积被吸收，如吸入高浓度氧(面罩呼吸或持续吸入)，氧流量为每分钟3 L，可使气胸气体吸收的速度提高达每天4.2%，肺复张时间明显缩短。若复张延迟，气体进行性增多，症状加重，则需引流排气。

(二)排气疗法

1.穿刺抽气法

穿刺抽气法适用于闭合性气胸。患者取坐位或仰卧位，于第2肋间锁骨中线外或第4肋间腋前线处(如为局限性气胸，则根据气胸部位)消毒、局部麻醉，气胸针穿刺进入胸膜腔，测定初压，抽气至呼吸困难缓解或使胸膜内压在−0.20～−0.40 kPa(−2～−4 cmH_2O)停止；留针3分钟观察压力变化，判定气胸类型。一般抽气1～2次即可。抽气不能太快，以防复张性肺水肿。

2.胸腔闭式引流术

在上述部位局部麻醉后应用带针芯的粗套管针或用手术方法将引流导管插入胸膜腔，另一端接在水封瓶玻璃管上。①正压连续排气：将胸腔引流管连接于床旁的单瓶水封正压排气装置(图2-1)，引流的玻璃管端置于水面下2 cm。闭合性气胸穿刺后观察数天肺未复张或交通性气胸和张力性气胸，用此方法可获良好效果。②持续负压排气法：对于闭式引流1～2周肺仍未复张，复发性或慢性气胸，可采用此法。胸腔引流管连接于负压连续排气装置(图2-2)，使胸膜腔内压力保持负压水平[−0.78～−1.37 kPa(−8～−14 cmH_2O)]为宜。本法可迅速排气并能引流胸腔积液，促使肺脏迅速复张。

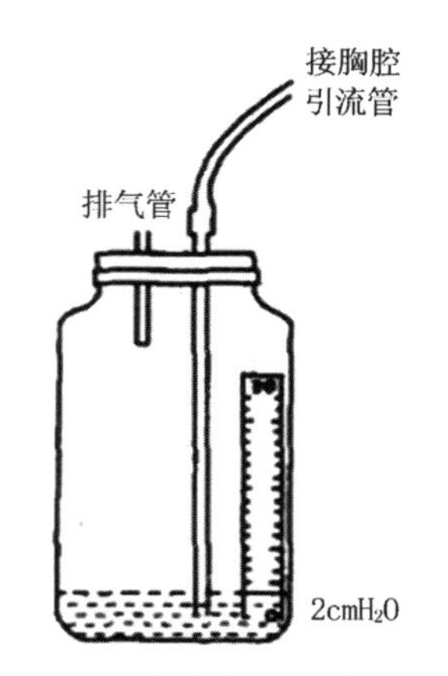

图 2-1 单瓶水封正压排气装置

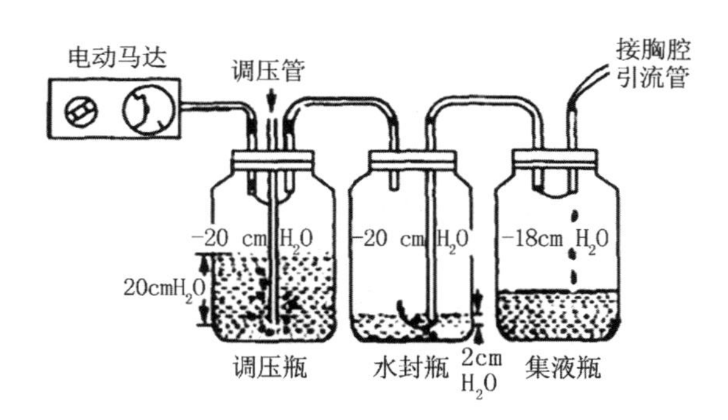

图 2-2 负压连续排气装置

(三)外科治疗

原发性气胸第1次发作后复发率为30%,以后的复发率持续增加。气胸的反复发作往往给患者的正常工作和生活造成较大影响。10%～20%的自发性气胸需外科治疗。自发性气胸的手术指征:①长期气胸;②复发性气胸;③双侧同时气胸;④自发性血气胸;⑤特殊职业等。一些特殊职业首次气胸亦应手术治疗,如飞行员、潜水员、远洋船员以及地质队员等需要长期野外或边远地区工作者。手术治疗成功率高,复发率低。

1.开胸手术

开胸手术包括完整肺大疱切除、部分肺大疱切除加胸膜粘连固定术。若肺内原有明显病变,可考虑将肺叶或肺段切除。

2.电视胸腔镜(video assisted thoracic surgery,VATS)

电视胸腔镜已被广泛地应用于自发性气胸的治疗。其优点为手术效果确实,复发率低，切口小，创伤少，术后恢复快。

（四）其他治疗

由于气胸的存在，出现限制通气功能障碍，肺活量及其他肺容量减少，严重者可出现呼吸衰竭。要根据患者情况适当给氧，并治疗原发病。防治胸腔感染，镇咳、祛痰、镇痛、休息、支持疗法也应予以重视。

八、并发症及其处理

（一）复发性气胸

约1/3气胸患者2～3年内可同侧复发。对于多次复发的气胸，能耐受手术者作胸膜修补术；对不能耐手术者，可考虑胸膜粘连疗法。可供选用的粘连剂有四环素粉针剂、凝血酶等。其作用机制是通过生物、理化刺激产生无菌性胸膜炎症，使两层胸膜粘连，胸膜腔闭锁，达到防治气胸的目的。胸膜腔注入粘连剂前，应用闭式引流负压吸引，务必使肺完全复张。为避免药物所致的剧烈胸痛，先注入适量利多卡因，让患者转动体位，充分麻醉胸膜，15～20分钟后注入粘连剂。嘱患者反复转动体位，让药液均匀涂布胸膜（尤其是肺尖）。夹管观察数小时（如有气胸症状随时开管排气），吸出胸腔内多余药物。若一次无效，可重复注药。观察2～3天，经透视或摄片证实气胸治愈，可拔除引流管。

（二）血气胸

自发性气胸伴有胸膜腔内出血称血气胸，是由于胸膜粘连带内的血管断裂。肺完全复张后，出血多能自行停止。若继续出血不止，除抽气排液和适当输血外，应考虑手术结扎出血的血管。

（三）纵隔气肿和皮下气肿

高压气胸或抽气或进行闭式引流后，可沿针孔切口出现胸壁皮下气肿。逸出的气体还可蔓延至腹壁和上肢皮下。高压的气体进入肺间质，循血管鞘经肺门进入纵隔。纵隔气体又可沿着筋膜进入颈部皮下组织以及胸腹部皮下。X线片上可见到皮下和纵隔边缘含气带。纵隔内大血管受压，患者感到胸骨后疼痛，气短和发绀，甚至血压下降。

皮下气肿和纵隔气肿随胸膜腔内气体排出减压而能自行吸收，吸入浓度较高的氧气可以加大纵隔内氧的浓度，有利于气体的消散。纵隔气肿张力过高而影响呼吸和循环者，可作胸骨上穿刺或切开排气。

（四）张力性气胸并发循环障碍

病情危重危及生命，必须尽快排气。紧急时将消毒针头从患侧肋间隙插入胸膜腔，使大量积气得以由此自行排出，缓解症状。紧急时，还可用大注射器接连三路开关抽气，或者经胸壁插针，尾端用胶管连接水封瓶引流，使大量气体得以单向排出。亦可用一粗注射针，在其尾部扎上橡皮指套，指套末端剪一小裂缝，插入气胸腔作临时简易排气，气体从小裂缝排出，待胸腔内压减至负压时，套囊即塌陷，小裂缝关闭，外界空气不能进入胸膜腔。对张力性气胸应尽早行胸腔闭式引流术。

（五）复张性肺水肿

由于气胸或胸腔积液引流过速，包括负压吸引，致单侧萎陷的肺组织复张过快时可出现肺水肿，有时也可累及对侧。患者可有不同程度的低氧血症和低血压，常有顽固性咳嗽和胸闷，治疗主要给予吸氧和利尿剂，必要时行持续正压通气，可加快临床症状的缓解。复张性肺水肿严重时可危及生命，预防是重要环节。

第二节 脓胸

脓胸是指脓性渗出液积聚于胸膜腔内的化脓性感染。按胸膜受累的范围，可分为局限性脓胸和全脓胸，单侧性脓胸或双侧性脓胸，局限性脓胸又称为包裹性脓胸。按病理发展过程可分为急性脓胸和慢性脓胸两大类。按病原菌不同可分为化脓性脓胸、结核性脓胸以及其他特殊病原性脓胸。

一、急性脓胸

（一）病因

致病菌以肺炎球菌、链球菌多见。但由于抗生素的应用，这些细菌所致肺炎和脓胸已较前少见，而葡萄球菌特别是耐药性金黄色葡萄球菌却大大增多。尤以小儿更为多见，且感染不易控制。此外，还有大肠埃希菌、铜绿假单胞杆菌、真菌、厌氧菌、阿米巴原虫等。

致病菌进入胸膜腔的途径：①肺部化脓性病灶侵及胸膜或病灶破裂直接扩

散到胸膜腔。②膈下脓肿、肝脓肿、纵隔脓肿、纵隔淋巴结炎和化脓性心包炎等邻近器官的化脓性感染直接穿破或经淋巴途径侵犯胸膜腔。③在全身败血症或脓毒血症时，致病菌可经血液循环进入胸膜腔。④胸部穿透伤带入细菌和/或异物引起胸腔内感染或化脓。⑤血胸的继发感染。⑥胸腔内手术后胸膜腔感染。⑦支气管瘘或食管吻合口瘘多种细菌引起的胸膜腔混合感染。⑧其他：自发性气胸引流后并发感染等均可形成脓胸。

（二）病理

感染侵犯胸膜后，引起胸腔积液大量渗出。初期为浆液性渗液，胸膜充血水肿，胸液含有白细胞和纤维蛋白，脓液稀薄。在此期若能排出渗液，肺易复张。随着病情的进展，脓液中纤维蛋白和脓细胞增多，沉积于壁层和脏层胸膜形成纤维素膜和多房性脓腔。纤维素韧性增强，纤维层逐渐增厚并覆盖胸膜，使肺膨胀受到限制。

（三）临床表现

急性炎症和呼吸困难是急性脓胸的两个主要症状。患者常有高热、胸痛、气急、食欲缺乏、深呼吸或咳嗽时胸痛加剧、白细胞总数和中性粒细胞增高等症状，积脓较多者尚有胸闷、咳嗽、咳痰症状。

查体可见急性病容及胸腔积液体征，即患侧呼吸运动减弱，全胸或下胸部肋间饱满，语颤减弱，叩诊呈浊音，听诊呼吸音减弱或消失。严重者可伴有发绀和休克。局限性脓胸，在病变部位可有些体征，叶间裂或纵隔的局限性脓胸，体征多不明显。

（四）X 线检查

X 线检查可见胸腔积液或包裹积液。少量积液仅表现为肋膈角变钝或模糊；大量积液，患侧呈现大片浓密阴影，纵隔向健侧移位；中等量以上积液时，显示外高内低的弧形浓密阴影。伴有气胸时则出现液面。若未经胸腔穿刺而出现液面者，应高度怀疑气管、食管瘘。

（五）实验室检查

胸腔积液为脓性，随病原不同，脓性质也不同，肺炎链球菌感染为黄色或黄绿色黏稠的脓性胸腔积液，链球菌感染为淡黄稀薄的脓性胸腔积液，金黄色葡萄球菌感染为黄色稠厚的胸腔积液，铜绿假单胞杆菌感染为淡绿色脓性胸腔积液，大肠埃希菌、粪产碱杆菌感染则胸腔积液有粪臭味，厌氧菌感染则有腐败臭味，阿米巴感染引起者为巧克力状脓性胸腔积液。胸腔积液中白细胞数超过 10×

10^9/L，胸腔积液 pH＜7.2，葡萄糖浓度低于 2.24 mol/L(40 mg/dL)，乳酸脱氢酶活力高于 1 000 U/L，胸腔积液涂片见大量细菌。胸腔积液的 pH 与胸膜的炎症程度相关性最好。胸腔积液中的蛋白质含量和比重缺乏特异性。

（六）诊断与鉴别诊断

发热、胸痛、气短，查体和 X 线检查为胸腔积液的征象，胸腔积液化验为脓性可确定诊断，抽得的脓液应分别送细菌涂片、细菌培养和抗菌药物敏感试验。根据脓液的性状和涂片染色显微镜检查结果可初步检出病原菌，以便及早选用敏感的抗生素。

类风湿性关节炎、急性胰腺炎和癌症患者的胸腔积液，有时酷似脓性胸腔积液。但恶性胸腔积液的 pH 极少低于 7.0，风湿病和胰腺炎胸腔积液的 pH 也很少低于 7.2，且风湿病的免疫试验阳性，胰腺炎的胸腔积液的淀粉酶升高。

（七）治疗

急性脓胸的治疗原则是：①根据致病菌对药物的敏感性，选用有效抗生素。②彻底排净脓液，使肺早日复张。③控制原发感染，全身支持治疗，如补充营养和维生素、注意水和电解质的平衡、纠正贫血等。排除脓液的方法有以下 2 种。

1.胸腔穿刺抽液

胸腔穿刺抽液适用于脓液相当稀薄且液量较少的患者。反复胸腔穿刺，尽量抽净脓液，每次抽吸后向胸膜腔内注入抗生素。

2.胸腔闭式引流

对于脓液较稠厚、穿刺不易抽净，或经过治疗脓量不见减少，患者症状无明显改善，应及早施行肋间闭式引流术；对于有多个脓腔、脓液稠厚，肋间闭式引流不能控制中毒症状的多房性脓腔，应用肋床闭式引流，即切开一段肋骨，切入脓腔，分开多房腔成为一个脓腔，放置大口径引流管做闭式引流。对于脓气胸、食管瘘或腐败性脓胸者，也应及早施行胸腔闭式引流。

脓液排出后，肺逐渐膨胀，两层胸膜靠拢，空腔逐渐闭合。若空腔闭合缓慢或不够满意，可尽早行胸腔扩清及纤维膜剥除术。如脓腔长期不能愈合，则成为慢性脓胸。

二、慢性脓胸

（一）定义

急性脓胸病程超过 6 周，逐渐转入慢性期，脓腔壁硬结，脓腔容量固定，称为慢性脓胸。

(二)病因

形成慢性脓胸的主要原因有以下情况。

(1)急性脓胸就诊过迟,未及时治疗,逐渐进入慢性期。

(2)急性脓胸处理不当,如引流太迟,引流管拔除过早,引流管太细,引流管位置不当,造成排脓不畅。

(3)合并有支气管胸膜瘘或食管胸膜瘘而未及时处理,细菌及污染物质不断进入胸膜腔。

(4)脓腔内有异物存留,如弹片、死骨、棉球、引流管残端等,使胸膜腔感染难以控制。

(5)胸腔毗邻的慢性感染病灶,如膈下脓肿、肝脓肿等溃破入胸膜腔引起脓胸。

(6)某些特殊感染,如结核菌、放线菌等慢性炎症所致的纤维层增厚,肺膨胀不全,使脓腔长期不愈。

(三)病理

附着在脓腔的纤维素,在初期尚易与胸膜分离,随着成纤维细胞和血管内皮细胞的侵入,纤维素层日益增厚,逐渐机化形成瘢痕,厚达数厘米,病程久者常有钙化。故慢性脓胸的主要特征是脏、壁层胸膜纤维性增厚,肺脏不能膨胀,脓腔不能缩小,感染也不能控制。壁层胸膜增厚的纤维板使肋骨聚拢,肋间隙变窄,胸廓塌陷。胸壁收缩内陷,脊柱侧凸,膈肌也因增厚的纤维板而固定,限制肺的呼吸运动,纵隔受瘢痕收缩牵引而向患侧移位,长期肺萎缩可引起支气管变形,排痰不畅而并发感染,也可并发支气管扩张和肺纤维化。这些都严重影响呼吸功能。长期慢性缺氧,可出现杵状指(趾)。慢性脓胸患者长期感染中毒,肝、肾、脾等脏器可有淀粉样变,功能减退。

(四)临床表现

慢性脓胸患者常有全身中毒症状,如长期低热、食欲减退、消瘦、乏力、贫血、低蛋白血症等,有时可有气促、咳嗽、咳脓痰等症状。

查体:胸廓内陷,呼吸运动减弱或无呼吸运动。肋间隙变窄,叩诊实音,呼吸音减弱或消失。严重者脊椎凸向健侧,纵隔和气管移向患侧,杵状指(趾)。从脓腔引流管注入亚甲蓝,若患者咳出的痰中有亚甲蓝的颜色,可证明有支气管胸膜瘘存在。让患者服亚甲蓝后,如发现自引流管排出,即可诊断食管胸膜瘘。

(五)X线检查

X线检查可见胸膜增厚，胸廓内陷，肋间隙变窄，膈肌抬高，纵隔向患侧移位，胸膜可有钙化。

(六)治疗

慢性脓胸治疗原则：改善全身情况，缓解中毒症状和营养不良，消除致病原因和脓腔，去除坏死组织，尽力使受压的肺复张，保存和恢复肺功能。

1.全身治疗

增强患者对疾病作斗争的信心，尽快改善患者的营养状态。可输入氨基酸、多种维生素、多次少量输血，应用适量、有效的抗生素控制感染。

2.改进脓胸的引流

改进管腔较大的引流管，调整引流管的位置，不宜过深或太浅，有些患者经过改进引流后获得痊愈。

3.手术治疗

慢性脓胸经保守疗法久治不愈，肺部已有器质性改变或明显的胸膜肥厚引起的严重肺功能障碍者应考虑手术。术前应改善患者的一般情况，根据具体病情决定手术方法和选择手术时机。

(1)胸膜纤维板剥脱术：最大限度地恢复肺功能，是治疗慢性脓胸的主要原则之一。剥脱脓腔壁层胸膜和脏层胸膜上增厚的纤维板，使肺得以复张，消灭脓腔，改善胸廓呼吸运动，从而改善肺功能，又可免除胸廓畸形，是最理想的手术。

(2)胸廓成形术：目的是去除胸廓局部的坚硬组织，使胸壁内陷，以消灭两层胸膜间的无效腔。将脓腔顶部相应的肋骨和壁层胸膜内的纤维层切除，保留肋骨骨膜和肋间组织。适用于病程长、肺部不易复原的慢性脓胸患者。

(3)胸膜肺切除术：适用于慢性脓胸合并广泛而严重的肺内病变，如空洞、支气管高度狭窄或扩张、广泛纤维化、肺不张，或伴有不易修补成功的支气管胸膜瘘，可将纤维板剥除术加病肺切除术一次完成。但这一手术技术要求高、难度大、出血多、创伤重，必须严格掌握适应证。

第三节 乳 糜 胸

乳糜胸于 1933 年首次由 Bartolet 报道，临床上虽不常见，但随着胸腔手术的增加，这一疾病更为常见。但随着现代诊断和治疗水平的不断提高，乳糜胸患者的病死率已下降到 10%以下。

一、定义

由于胸导管或其分支的损伤及病变造成乳糜在胸膜腔内积聚，称为乳糜胸。胸导管经膈肌主动脉裂孔进入后纵隔右侧上行于主动脉和奇静脉之间，于第 5 胸椎水平走向脊柱左侧。该管沿食管的左缘上行至第 1 胸椎水平汇入左颈内静脉和锁骨下静脉的交界部。因此，第 5 胸椎水平以下的胸导管损伤可出现右侧乳糜胸，病损若在第 5 胸椎以上可引起左侧乳糜胸。乳糜胸约占所有胸腔积液的 2%。

二、病因

(一)创伤性

创伤性占病因的 25%，其中医源性损伤占创伤病因的 30%。最常见于胸腔手术。据统计，其发病率占胸腔内手术的 0.24%～0.5%。包括食管、主动脉、纵隔、心脏、肺和交感神经系统的手术可能引起胸导管或其分支的损伤。偶见于颈部手术、腹部交感神经切除术和根治性淋巴结清除术、腰部主动脉造影术、锁骨下静脉和左颈内静脉插管术后。

颈、胸部的刀、枪伤等穿透性损伤累及胸导管，致乳糜胸。肺脏外伤和脊柱骨折亦较易引起乳糜胸。外伤性乳糜胸以右侧多见，损伤的位置常为第 9、第 10 胸椎。有时脊柱突然过度伸展，举重、咳嗽、呕吐等剧烈动作，均可发生乳糜胸。

(二)肿瘤性

肿瘤性为最常见的病因，占 50%，其中以淋巴瘤最多见，约占恶性肿瘤患者的 75%。癌肿纵隔转移侵及胸导管或其分支也可引起乳糜胸。文献报告艾滋病并发 Kaposi 肉瘤，胸导管受累时可出现乳糜胸。

(三)特发性

特发性较少见，在病因中占 15%，先天性乳糜胸是新生儿早期胸腔积液的最常见原因。发生于产后1～7天内，可伴有先天愚型综合征、Noonan综合征、母体羊水过多、淋巴管瘤、先天性淋巴管扩张、H型气管食管瘘及胸导管发育不良和闭锁等。

(四)其他

其他原因约占10%，包括丝虫病、淋巴结肿大、结核病、结节病、淀粉样变性、狼疮、静脉血栓形成、二尖瓣狭窄、肝硬化、心力衰竭、各种良性肿瘤、肺淋巴管肌瘤病、淋巴管瘤、肠淋巴管扩张、蛋白丢失性肠病等，其中大多数很少引起乳糜胸。肺淋巴管肌瘤病极少见，但发生乳糜胸的概率较高，约75%患者伴有乳糜胸。

三、发病机制

肠道形成的淋巴液进入胸导管，会同其中的其他成分就称为乳糜。其富含甘油三酯和乳糜微粒，呈乳白色。每天有1 500～2 500 mL的乳糜液进入血液循环。进食脂肪后，胸导管内淋巴流动较进食前增加。产生乳糜胸的机制：①对胸导管或其分支的直接损伤。②肿瘤或炎症直接侵蚀。③外压性或放疗后使管腔闭塞，或先天性发育不良及闭锁，使淋巴管压力升高，产生淋巴、乳糜反流。④静脉压力升高使淋巴管压力升高，导致淋巴管破裂。

先天性乳糜胸一般与分娩时胎儿先天薄弱的胸导管过度伸展、撕拉或淋巴管发育异常有关；或分娩时胎儿静脉压突然增高引起先天性薄弱的胸导管破裂。

四、临床表现

乳糜胸患者临床上除原发病所见的症状外，主要表现为乏力、体重减轻、尿少和脂溶性维生素缺乏、严重脱水、消瘦等营养不良的症状。胸膜腔内大量乳糜液的积贮，使肺组织受压，纵隔向对侧移位，胸闷、呼吸困难、心悸等，重者可出现休克。由于乳糜液有制菌作用，对胸膜腔的刺激性小，故患者多无发热、胸痛。

先天性淋巴管发育不良或扩张表现为“黄甲综合征”，即黄色甲、淋巴水肿、乳糜性胸腔积液三联症。查体有胸腔积液的体征。

五、X射线检查

X射线检查呈胸腔积液征，常可见纵隔淋巴结肿大。

六、实验室检查

乳糜静置后可以分成3层：上层呈乳膏样，为乳糜微粒；中层呈乳状，为蛋白质及少量脂质成分；下层主要为细胞成分，多为小淋巴细胞。乳糜外观呈乳白色，为无臭的渗出液，比重为1.012～1.025，pH＞7.40，总蛋白在 30 g/L 以上，白细胞计数平均为 5×10^9/L，以淋巴细胞为主，脂肪含量超过 4 g/L，主要为甘油三酯。

乳糜中加入苏丹Ⅲ酒精液呈红色，显微镜下见多数淋巴球和苏丹Ⅲ阳性的脂肪球。加乙醚于乳糜液中，震荡后静置，乳糜溶于乙醚层中，胸腔积液便见澄清。

胸液甘油三酯测定：高于 1.2 mmol/L，胆固醇/甘油三酯＜1。

七、淋巴管造影

淋巴管造影用 30％油碘剂碘苯酯从下肢淋巴管注入，可发现淋巴管、胸导管阻塞和破裂部位，观察淋巴管有无畸形、扩张、迂曲及造影剂外漏情况，24 小时后了解淋巴管病变部位。

八、胸、腹部 CT 检查

胸部 CT 能在乳糜胸出现前显示后纵隔影增宽（乳糜胸存在）；能发现纵隔及腹主动脉旁淋巴结病变。

九、开胸探查

开胸探查对乳糜胸持续存在，上述检查不能明确病因诊断，CT 显示异常，此时需考虑开胸探查。

十、诊断

详细询问病史对诊断十分重要，询问近日有无胸外科手术史，有无胸部钝伤或隐性外伤。加上患者有大量胸腔积液、进行性呼吸困难，抽出胸液呈牛奶状，则具有高度诊断价值。但呈此典型外观者仅约 50％，有 12％病例胸液呈浆液性或血性，尤其在刚手术后禁食或刚出生后新生儿未喂养时。若混浊液离心后上层液呈云雾状，提示有乳糜胸的可能。若混浊液离心后变清晰，则非乳糜液。诊断时还需明确胸导管破裂或堵塞的部位，并寻找原发病。

十一、鉴别诊断

乳糜胸需与假性乳糜胸、脓胸等相鉴别。

（一）假性乳糜胸

假性乳糜胸常见病因为结核、类风湿性关节炎、充血性心力衰竭、梅毒等。

这是由于胸腔积液在胸腔内停留时间较长(多＞1年),胸腔积液内的细胞成分分解、坏死,或产生胆固醇的细胞释放胆固醇,使胸液中的胆固醇含量相对较高,而甘油三酯的含量相对较低,增厚的胸膜又难以将此大量的胆固醇移去。与乳糜胸的鉴别,见表2-1。

表2-1 乳糜液与假性乳糜液的鉴别

	乳糜液	假性乳糜液
外观	乳状	乳状
静置后的奶油层	有	没有
臭味	无臭味	无味或有臭味
pH	碱性	变化较大
脂肪球(苏丹Ⅲ染色)	有	没有
加乙醚	变清亮,容积变小	无变化
比重	＞1.012	＜1.012
微生物检查	无菌	一般无菌
甘油三酯	高(＞1.2 mmol/L)	低
胆固醇	低	高(10.4～26 mmol/L)
胆固醇/甘油三酯	＜1	＞1
脂蛋白电泳	有乳糜微粒带	无
口服嗜碱性染料	胸液中有染料	无
显微镜检	淋巴细胞,油滴	各类细胞,胆固醇结晶
病因	外伤、肿瘤或结核等损害或压迫胸导管、先天性	长期胸腔积液、胸膜肥厚,如结核性胸膜炎、类风湿性关节炎
起病	较急	慢性、长期胸腔积液史

(二)脓胸

急性脓胸时可伴有全身中毒症状,患侧胸壁水肿、红热、压痛等体征。慢性脓胸患者常有胸痛、发热、白细胞增多。由于胸液中有大量的脓细胞,或脓细胞分解,发生脂肪变性、坏死,呈乳糜样外观。离心沉淀后上层变为清亮液,下层细胞沉渣或有形成分沉渣。胸液涂片和培养常可查到致病菌。

十二、治疗

(一)病因治疗

按引起乳糜胸的原因治疗。

(二)内科治疗

内科治疗的原则是既要维持足够的营养,又要减少乳糜的生成。经过治疗促进破裂口早期愈合,或经 2～3 周后淋巴管侧支扩张,侧支循环建立,最终达到乳糜胸的治愈。

1.饮食治疗

食物中的脂肪在小肠分解吸收,长链脂肪酸(碳原子 12 个以上)脂化后是经淋巴管、胸导管进入左锁骨下静脉,而短链脂肪酸(碳原子 10 个以下)不脂化则经门静脉吸收。故采用低脂肪饮食,推荐使用中链甘油三酯(MCT),不仅能维持营养,而且降低胸导管的乳糜流量和胸腔乳糜液的贮积,从而促进破口愈合。如需进一步减少淋巴流量,可禁食,而行静脉高营养。

2.静脉高营养

静脉输入多种氨基酸、多种维生素、各种电解质及足量水分,以维持患者的营养。

3.胸腔引流

大量乳糜胸液致呼吸困难时应行胸腔引流,引流和大气压相等时中止,不再加负压吸引,以免胸腔内压差增大反而促进乳糜漏出、营养状态恶化和胸腔漏修复困难。

(三)手术治疗

1.手术指征

(1)成人每天平均丢失乳糜液超过 1 500 mL 或儿童超过 1 000 mL,并持续 5 天。

(2)经过 2 周保守治疗,乳糜量未见减少。

(3)保守治疗期间,营养状况急剧恶化。

2.手术方法

常用的手术方法有:直接结扎胸导管、大块结扎胸导管、胸腹膜腔分流术、胸膜切除术、肺包膜剥脱术等,而最多见的是直接结扎胸导管法。

第四节　胸腔积液

胸膜腔是位于肺和胸壁之间的一个潜在的腔隙。在正常情况下脏层胸膜和壁层胸膜表面上有一层很薄的液体，在呼吸运动时起润滑作用。胸膜腔和其中的液体并非处于静止状态，在每一次呼吸周期中胸膜腔的形状和压力均有很大变化，使胸膜腔液体持续滤出和吸收并处于动态平衡，任何因素使胸膜腔内液体形成过快或吸收过缓，即产生胸腔积液。

一、病因与发病机制

胸腔积液是常见的内科问题，肺、胸膜和肺外疾病均可引起。临床上常见的病因和发病机制如下所述。

（一）胸膜毛细血管内静水压增高

胸膜毛细血管内静水压增高如充血性心力衰竭、缩窄性心包炎、血容量增加、上腔静脉或奇静脉受阻，产生胸腔漏出液。

（二）胸膜通透性增加

胸膜通透性增加如胸膜炎症（肺结核、肺炎）、结缔组织病（系统性红斑狼疮、类风湿关节炎）、胸膜肿瘤（恶性肿瘤转移、间皮瘤）、肺梗死、膈下炎症（膈下脓肿、肝脓肿、急性胰腺炎）等，产生胸腔渗出液。

（三）胸膜毛细血管内胶体渗透压降低

胸膜毛细血管内胶体渗透压降低如低蛋白血症、肝硬化、肾病综合征、急性肾小球肾炎、黏液性水肿等，产生胸腔漏出液。

（四）壁层胸膜淋巴引流障碍

癌性淋巴管阻塞、发育性淋巴管引流异常等，产生胸腔渗出液。

（五）损伤

主动脉瘤破裂、食管破裂、胸导管破裂等，产生血胸、脓胸和乳糜胸。

二、临床表现

（一）症状

呼吸困难是最常见的症状，可伴有胸痛和咳嗽。呼吸困难与胸廓顺应性下降、患侧膈肌受压、纵隔移位、肺容量下降刺激神经反射有关。病因不同，其症状有所差别。结核性胸膜炎多见于青年人，常有发热、干咳、胸痛，随着胸腔积液量的增加胸痛可缓解，但可出现胸闷、气促；恶性胸腔积液多见于中年以上患者，一般无发热，胸部隐痛，伴有消瘦和呼吸道或原发部位肿瘤的症状，炎症积液多为渗出性，常伴有咳嗽、咳痰、胸痛及发热；心力衰竭所致胸腔积液多为漏出液，有心功能不全的其他表现；肝脓肿所伴右侧胸腔积液可为反应性胸膜炎，亦可为脓胸，多有发热和肝区疼痛。症状也与积液量有关，积液量少于0.5 L时，症状多不明显；大量积液时，心悸呼吸困难更加明显。

（二）体征

体征与积液量有关。少量积液可无明显体征，或可触及胸膜摩擦感及听到胸膜摩擦音。中至大量积液时，患侧胸廓饱满，触觉语颤减弱，局部叩诊呈浊音，呼吸音减低或消失。可伴有气管、纵隔向健侧移位。肺外疾病如胰腺炎和类风湿关节炎等，引起胸腔积液多有原发病的体征。

三、实验室与特殊检查

（一）诊断性胸腔穿刺和胸腔积液检查

诊断性胸腔穿刺和胸腔积液检查对明确积液性质及病因诊断均至关重要。疑为渗出液必须做胸腔穿刺，如有漏出液病因则避免胸腔穿刺。不能确定时应做胸腔穿刺抽液检查。

1.外观

漏出液透明清亮，静置不凝固，相对比重＜1.016～1.018。渗出液可呈多种颜色，以草黄色多见，易有凝块，相对比重＞1.018。血性胸腔积液呈洗肉水样或静脉血样，多见于肿瘤、结核和肺栓塞。乳状胸腔积液多为乳糜胸。巧克力色胸腔积液考虑阿米巴肝脓肿破溃入胸腔的可能。黑色胸腔积液可能为曲霉感染。黄绿色胸腔积液见于类风湿关节炎。

2.细胞

胸膜炎症时，胸腔积液中可见各种炎症细胞及增生与退化的间皮细胞。漏出液的细胞数少于100×10^{6}/L，以淋巴细胞与间皮细胞为主。渗出液的白细胞数常超过500×10^{6}/h。脓胸时白细胞多达10×10^{9}/L以上。中性粒细胞增多时提示急性炎症；淋巴细胞为主则多为结核性或肿瘤性；寄生虫感染或结缔组织病时嗜酸粒细胞常增多。胸腔积液中红细胞超过5×10^{9}/L时可呈淡红色，多由恶性肿瘤或结核所致。胸腔穿刺损伤血管亦可引起血性胸腔积液，应谨慎鉴别。红细胞超过100×10^{9}/L时，应考虑创伤、肿瘤或肺梗死。胸腔积液血细胞比容＞外周血的50%以上时为血胸。

恶性胸腔积液中有40%～90%可查到恶性肿瘤细胞，反复多次检查可提高检出率。胸腔积液标本有凝块时，应固定及切片行组织学检查。胸腔积液中恶性肿瘤细胞常有核增大且大小不一、核畸变、核深染、核浆比例失常及异常有丝分裂等特点，胸腔积液中间皮细胞常有变形，易误认为肿瘤细胞。结核性胸腔积液中间皮细胞常低于5%。系统性红斑狼疮并发胸腔积液时，可找到狼疮细胞。

3.pH

正常胸腔积液pH接近7.6。pH降低见于多种原因的胸腔积液，如脓胸、食管破裂、类风湿性关节炎时积液；pH<7.0仅见于脓胸及食管破裂所致的胸腔积液。结核性和恶性积液的pH也可降低。pH对感染的鉴别诊断价值优于葡萄糖。

4.病原体

胸腔积液涂片查找细菌及培养，有助于病原诊断。结核性胸膜炎胸腔积液沉淀后做结核菌培养，阳性率仅20%。巧克力色胸腔积液应镜检阿米巴滋养体。

5.蛋白质

渗出液的蛋白含量较高(>30 g/L)，胸腔积液/血清比值大于0.5。漏出液的蛋白含量较低(<30 g/L)，以清蛋白为主，黏蛋白试验(Rivelta试验)阴性。

6.类脂

乳糜胸的胸腔积液呈乳状，离心后不沉淀，苏丹Ⅲ染成红色；甘油三酯含量>1.24 mmol/L，胆固醇不高，脂蛋白电泳可显示乳糜微粒，多见于胸导管破裂，假性乳糜胸的胸腔积液呈淡黄或暗褐色，含有胆固醇结晶及大量退变细胞(淋巴细胞，红细胞)，胆固醇多>5.18 mmol/L，甘油三酯含量正常。与陈旧性积液的胆固醇积聚有关，见于陈旧性结核性胸膜炎、恶性胸腔积液、肝硬化和类风湿关节炎胸腔积液等。

7.葡萄糖

正常胸腔积液葡萄糖含量与血中含量相近，随血葡萄糖的升降而改变。测定胸腔积液葡萄糖含量，有助于鉴别胸腔积液的病因。漏出液与大多数渗出液的葡萄糖含量正常；而脓胸、类风湿关节炎、系统性红斑狼疮、结核和恶性胸积液中含量可<3.3 mmol/L。若胸膜病变范围较广，使葡萄糖及酸性代谢产物难以透过胸膜，葡萄糖和pH均较低。若由肿瘤引起，提示肿瘤广泛浸润，其胸腔积液肿瘤细胞发现率高，胸膜活检阳性率高，胸膜固定术效果差，患者存活时间亦短。

8.酶

渗出液乳酸脱氢酶(LDH)含量增高，>200 U/L，且胸腔积液/血清LDH比值率>0.6。LDH是反映胸膜炎症程度的指标，其值越高，表明炎症越明显。

LDH＞500 U/L 常提示为恶性肿瘤或胸腔积液已并发细菌感染。

胸腔积液淀粉酶升高可见于急性胰腺炎、恶性肿瘤等。急性胰腺炎伴胸腔积液时，淀粉酶溢漏致使该酶在胸腔积液中的含量高于血清中含量。部分患者胸痛剧烈、呼吸困难，可能掩盖腹部症状，此时胸腔积液淀粉酶已升高，临床诊断应予注意。淀粉酶同工酶测定有助于肿瘤的诊断，如唾液型淀粉酶升高而非食管破裂，则恶性肿瘤的可能性极大。

腺苷脱氨酶（ADA）在淋巴细胞内含量较高。结核性胸膜炎时，因细胞免疫受刺激，T 细胞活性增强，故胸腔积液中 ADA 多高于 45 U/L，其诊断结核性胸膜炎的敏感度较高。但 HIV 合并结核性胸膜炎患者，胸腔积液 ADA 不升高。

9.免疫学检查

结核性与恶性胸腔积液中 T 细胞增高，尤以结核性胸膜炎为显著，可高达 90%，且以 $CD4^+$ 为主。结核性胸膜炎胸腔积液 γ-干扰素多大于 200 pg/mL。恶性胸腔积液中的 T 细胞功能受抑制，其对自体肿瘤细胞的杀伤活性明显较外周血淋巴细胞低，提示恶性胸腔积液患者胸腔局部免疫功能呈抑制状态。系统性红斑狼疮及类风湿关节炎引起的胸腔积液中补体 C_3、C_4 成分降低，免疫复合物含量增高。系统性红斑狼疮胸腔积液中抗核抗体滴度可达 1∶160 以上。

10.肿瘤标志物

癌胚抗原（CEA）在恶性胸腔积液中早期即可升高，且比血清更显著。若胸腔积液 CEA＞20 μg/L 或胸腔积液/血清 CEA＞1，常提示为恶性胸腔积液，其敏感性为 40%～60%，特异性为 70%～88%。胸腔积液端粒酶测定诊断恶性胸腔积液的敏感性和特异性均大于 90%。近年还开展了许多肿瘤标志物检测，如肿瘤糖链相关抗原、细胞角蛋白 19 片段、神经元特异性烯醇酶等，可作为鉴别诊断的参考。联合检测多种肿瘤标志物，可提高阳性检出率。

（二）X 射线检查

其改变与积液量和是否有包裹或粘连有关。极小量的游离性胸腔积液，胸部 X 射线仅见肋膈角变钝；积液量增多时显示向外、向上的弧形上缘的积液影。平卧时积液散开，使整个肺野透亮度降低。大量积液时患侧胸部有致密影，气管和纵隔推向健侧（图 2-3）。液气胸时有气液平面，积液时常遮盖肺内原发病灶，故复查胸片应在抽液后，可发现肺部肿瘤或其他病变。包裹性积液不随体位改变而变动，边缘光滑饱满，多局限于叶间或肺与膈之间。肺底积液可仅有假性膈肌升高和/或形状的改变。CT 检查可显示少量胸腔积液、肺内病变、胸膜间皮瘤、胸内转移性肿瘤、纵隔和气管淋巴结等病变，有助于病因诊断。

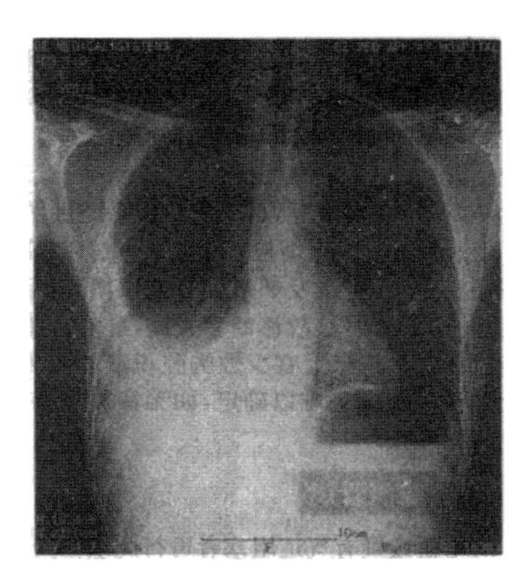

图 2-3　右胸腔积液 X 线胸片

(三)超声检查

超声探测胸腔积液的灵敏度高,定位准确。临床用于估计胸腔积液的深度和积液量,协助胸腔穿刺定位。B 超引导下胸腔穿刺用于包裹性和少量胸腔积液(图 2-4)。

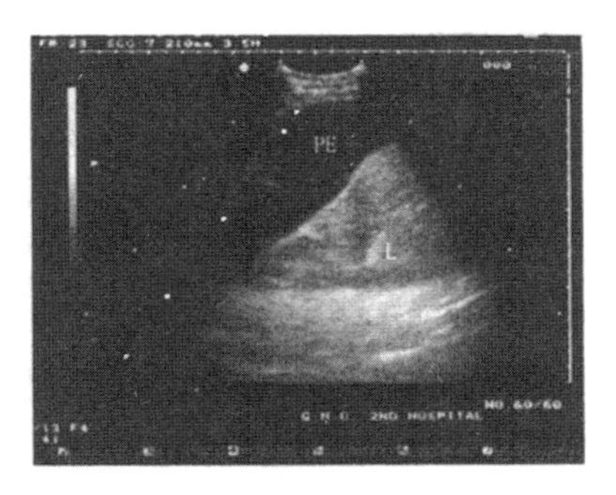

图 2-4　胸腔积液超声声像图

PE.胸腔积液;L.肝脏

(四)胸膜活检

经皮闭式胸膜活检对胸腔积液的病因诊断有重要意义,可发现肿瘤、结核和其他胸膜病变。拟诊结核病时,活检标本除做病理检查外,还应作结核分枝杆菌培养。胸膜针刺活检具有简单、易行、损伤性较小的优点,阳性诊断率为 40%~75%。在 CT 或 B 超引导下活检可提高成功率。脓胸或有出血倾向者不宜做胸膜活检。如活检证实为恶性胸膜间皮瘤,在 1 个月内应对活检部分行放射治疗(以下简称放疗),以防止针道种植。

(五)胸腔镜或开胸活检

对上述检查不能确诊者,必要时可经胸腔镜或剖胸直视下活检。由于胸膜转移性肿瘤 87%在脏层,47%在壁层,故此项检查有积极的意义。胸腔镜检查对恶性胸腔积液的病因诊断率最高,可达70%～100%,为拟定治疗方案提供了依据。通过胸腔镜能全面检查胸膜腔,观察病变的形态特征、分布范围及邻近器官受累情况,且可在直视下多处活检,故诊断率较高,肿瘤的临床分期较准确。临床上有少数胸腔积液的病因虽经上述诸种检查仍难以确定,如无特殊禁忌,可考虑剖胸探查。

(六)支气管镜

对咯血或疑有气道阻塞者可行此项检查。

四、诊断

根据病史,临床表现及体征,结合胸部 X 线表现,一般可以做出胸腔积液诊断,但需进一步明确积液原因,进行胸腔积液的多项实验室检查,进行对因治疗。

五、治疗

胸腔积液为胸部或全身疾病的一部分,病因治疗尤为重要。

(一)结核性胸膜炎

1.一般治疗

一般治疗包括休息、营养支持和对症治疗。

2.抽液治疗

由于结核性胸膜炎的胸腔积液蛋白含量高,容易引起胸膜粘连,原则上应尽快抽尽胸腔内积液。抽液还可以解除肺、心脏、血管受压,改善呼吸,使肺功能免受损伤。抽液后减轻毒性症状,体温下降,有助于使被压迫的肺迅速复张。大量胸腔积液者每周抽液 2～3 次,直至胸腔积液完全消失。首次抽液不超过 700 mL,以后每次抽液量不应超过 1 000 mL,过快、过多抽液可使胸腔压力骤降,发生复张后肺水肿或循环衰竭。表现为剧咳、气促,咳大量泡沫状痰,双肺满布湿啰音,PaO_2 下降,X 线显示肺水肿征,应立即吸氧,酌情应用糖皮质激素及利尿药,控制液体入量,严密检测病情与酸碱平衡,有时需气管插管机械通气。若抽液时发生头晕、冷汗、心悸、面色苍白、脉细等表现应考虑“胸膜反应”,应立即停止抽液,使患者平卧,必要时皮下注射0.1%肾上腺素 0.5 mL,密切观察病情,注意血压变化,防止休克。一般情况下,抽胸腔积液后没必要胸腔内注射抗结核药物,但可注入链霉素等防止胸膜粘连。

3.糖皮质激素

疗效不肯定。有全身毒性症状严重、大量胸腔积液者，在抗结核药物治疗的同时，可尝试加用泼尼松 30 mg/d，分 3 次口服。待体温正常、全身毒性症状减轻、胸腔积液量明显减少时，即应逐渐减量以至停用。停药速度不宜过快，否则易出现反跳现象，一般疗程 4～6 周。注意不良反应或结核播散，应慎重掌握适应证。

(二)类肺炎性胸腔积液和脓胸

前者一般积液量少，经有效的抗生素治疗后可吸收，积液多者应胸腔穿刺抽液，胸腔积液pH$<$7.2时应肋间插管闭式引流。脓胸的治疗原则是控制感染、引流胸腔积液及促进肺复张，恢复肺功能。抗菌药物要足量，体温恢复正常后再持续用药 2 周以上，防止脓胸复发，急性期联合抗厌氧菌的药物，全身及胸腔内给药。引流是脓胸最基本的治疗方法，应反复抽脓或闭式引流。可用 2%碳酸氢钠或生理盐水反复冲洗脓腔，然后注入适量抗生素及链激酶，使脓液稀释，便于引流。少数脓胸可采用肋间插管闭式引流。对有支气管胸膜瘘者不宜冲洗胸腔，以免细菌播散。慢性脓胸应改进原有的脓腔引流，也可考虑外科胸膜剥脱术等治疗。此外，一般支持治疗亦相当重要，应给予高能量、高蛋白及富含维生素的食物，纠正水电解质紊乱及维持酸碱平衡，必要时可予少量多次输血。

(三)恶性胸腔积液

恶性胸腔积液包括原发病和胸腔积液的治疗。例如，部分小细胞肺癌所致胸腔积液全身化疗有一定疗效，纵隔淋巴结有转移者可行局部放疗。胸腔积液多为晚期恶性肿瘤的常见并发症，其胸腔积液生长迅速，常因大量积液压迫引起严重呼吸困难，甚至导致死亡。常需反复胸腔穿刺抽液，但反复抽液可使蛋白丢失太多，效果不理想。可选择化学性胸膜固定术，在抽吸胸腔积液或胸腔插管引流后，胸腔内注入博来霉素、顺铂、丝裂霉素等抗肿瘤药物，也可注入胸膜粘连剂，如滑石粉等，可缓解胸腔积液的产生。也可胸腔内注入生物免疫调节剂，如短小棒状杆菌疫苗、白细胞介素-2、干扰素、淋巴因子激活的杀伤细胞、肿瘤浸润性淋巴细胞等，可抑制恶性肿瘤细胞，增强淋巴细胞局部浸润及活性，并使胸膜粘连。此外，可胸腔内插管持续引流，目前多选用细管引流，具有创伤小、易固定、疗效好、可随时胸腔内注入药物等优点。对插管引流后肺仍不复张者，可行胸-腹腔分流术或胸膜切除术。虽经上述多种治疗，恶性胸腔积液的预后不良。

第五节　胸膜间皮瘤

胸膜间皮瘤是主要的胸膜原发肿瘤,发病率较低,仅占所有胸膜肿瘤的5%,包括良性和恶性胸膜间皮瘤,其中后者更常见。恶性胸膜间皮瘤预后较差,自诊断起患者的中位生存期仅12个月,5年生存率不到5%,随着综合治疗措施的进展以及新药的应用,恶性胸膜间皮瘤的预后有望改善。

一、病因

世界范围内间皮瘤的发病率为19/100万,其中男性发病率是女性的3倍,间皮瘤发病率没有种族差异,多数患者发病前有石棉接触史。石棉是胸膜间皮瘤最主要的致病因素,石棉中纤维较大的闪石是主要的致癌物,由于纤维体积大,吸入后不能被肺泡巨噬细胞吞噬,经过多年后移行到胸膜、心包膜和腹膜,导致肿瘤。石棉接触后发生间皮瘤的临床潜伏期是35～40年,这时出现发病高峰,患病年龄多在50～70岁。除了间皮瘤外,石棉还可以引起多种疾病,如良性胸膜斑块、弥散性胸膜增厚、良性渗出性胸膜炎和石棉沉着病等。并不是所有的石棉接触者均易患间皮瘤,在长期大量石棉接触者中,仅有2%～10%的个体发生恶性胸膜间皮瘤,但80%的恶性胸膜间皮瘤患者有石棉接触史。

由于一些恶性间皮瘤患者没有石棉接触史,并且不是所有的石棉接触者会发生间皮瘤,研究者试图寻找间皮瘤的其他致病因素或共患因素。曾有研究发现超过50%的上皮型恶性胸膜间皮瘤中可以检测到SV40病毒基因序列,并且实验室及动物实验证明SV40病毒有导致细胞恶性转化的作用,但流行病学资料显示SV40病毒在人类间皮瘤的发病过程中并不起主要作用。此外,偶有接触放射线后引起胸膜间皮瘤的报道,潜伏期7～36年,平均16年。

二、病理

组织学上,胸膜间皮瘤可分为良性间皮瘤与恶性间皮瘤,良性间皮瘤表现为胸膜孤立乳头状、多囊性间皮细胞增生和孤立纤维瘤。恶性间皮瘤更常见,组织学上分为3种类型:上皮型、肉瘤型和混合型,三者分别占55%～65%、10%～15%、20%～35%。上皮型间皮瘤的预后好于其他两种类型的间皮瘤,其中位生存期为12.5个月,肉瘤型9.4个月,混合型11个月。

弥散性恶性间皮瘤肉眼可见在脏层或壁层胸膜上有大量白色或灰色颗粒和

结节或薄板块，随着肿瘤的发展，胸膜表面结节增大，连接成片，胸膜增厚，受累胸廓塌陷，肺脏扩张受限、体积缩小。间皮瘤晚期，肿瘤可累及膈肌、肋间肌、纵隔结构、心包及对侧胸膜。

起源于肺、乳腺、卵巢、胃、肾脏或前列腺的腺癌常转移到胸腔，通过细胞学或组织学的方法很难与上皮型胸膜间皮瘤鉴别，肉瘤型间皮瘤也需和纤维肉瘤鉴别，免疫组织化学是间皮瘤鉴别诊断的重要方法。

三、临床表现

胸膜间皮瘤起病隐匿，症状没有特异性，容易漏诊，多数患者有石棉暴露史，仔细询问患者的职业对本病的诊断有提示意义。常见症状见表 2-2。持续性胸痛是最常见的症状，甚至可是本病早期的唯一症状。与结核性胸膜炎等胸膜性疼痛不同，胸痛呈持续性，与呼吸无关，并且不随胸腔积液增加而缓解，相反随着病程进展，胸痛逐渐加重。晚期胸痛剧烈，影响睡眠和饮食，一般镇痛剂难以缓解。若病变侵犯纵隔胸膜，则有胸骨后闷痛；若病变位于膈胸膜，则有同侧肩胛区或上腹部疼痛。呼吸困难是胸膜间皮瘤的另一种常见症状，随疾病进展逐渐加重，有时伴有干咳，偶有咯血。上皮型和混合型胸膜间皮瘤常有大量胸腔积液，其中血性胸腔积液占 3/4。全身症状包括消瘦、乏力、低热、盗汗。有些患者出现周期性低血糖和肥大性肺性骨关节病，但这些症状多见于良性间皮瘤。局限性间皮瘤症状出现较晚，多在体检时被发现。

表 2-2 胸膜间皮瘤常见症状

胸痛和/或呼吸困难	90%
体重下降	29%
咳嗽、乏力、发热、食欲缺乏	3%
咯血、声嘶、吞咽困难、Horner 综合征	<1%
胸腔积液	84%
无症状	3%

弥散性间皮瘤侵犯胸壁，可形成所谓的“冰冻胸”，胸廓活动受限，胸膜明显增厚，却不伴有肋间或胸壁凹陷，反有局部胸壁膨隆。体检时患侧胸部表现为胸膜增厚或胸腔积液的体征，侵犯心包时有心脏压塞的表现。

四、实验室检查

间皮瘤合并的胸腔积液属渗出液，超过半数的胸腔积液为血性，由于含有大量透明质酸(＞0.8 mg/mL),胸腔积液较黏稠,甚至可拉成细丝或堵塞针头。胸腔积液比重高,可达 1.020～1.028,如果肿瘤体积巨大,胸腔积液中的血糖含量和 pH 可能降低。胸腔积液中含有多种细胞成分,包括正常的间皮细胞,分化好或未分化的恶性间皮细胞以及不同量的淋巴细胞和多形核白细胞。胸腔积液细胞学检查对诊断恶性病有肯定价值,但对间皮瘤确诊率低,结合盲式胸膜活检和免疫组化检查可以提高诊断率。

间皮素是一种细胞表面糖蛋白,它在胸膜间皮瘤、卵巢癌和胰腺癌中高表达,而在正常间皮组织中表达十分有限。血清间皮素相关蛋白(serum mesothelin-related protein,SMRP)是可溶性的间皮素,84%的恶性间皮瘤患者有 SMRP 升高,而只有不到 2%其他肺部或胸膜疾病患者 SMRP 升高,SMRP 的水平随着间皮瘤的发展而升高,随着间皮瘤的衰退或切除而减少,是恶性间皮瘤的筛查以及治疗效果监测的较好的指标,联合检测血清 CA125、CA15-3 和透明质酸骨桥蛋白可以提高恶性间皮瘤检测的特异性。

其他的实验室检查可能发现一些非特异性表现如血小板增多症,个别报道血小板高达10×10^{11}/L,肝功能异常在恶性胸膜间皮瘤比较常见,晚期清蛋白降低导致全身水肿。此外可以出现 ESR 增快,贫血,血清 γ 球蛋白升高,具体原因不明。

五、影像学检查

常规胸部 X 射线检查胸膜病变常被胸腔积液掩盖,抽去胸腔积液后可以更好地发现胸膜病变。典型的表现是胸膜广泛增厚,表面高低不平,局限性间皮瘤表现为孤立结节影;此外,还可以见到接触石棉的其他表现,如胸膜斑、胸膜钙化等。病变多局限在一侧胸腔,虽有大量胸腔积液,纵隔移位不明显。晚期肿瘤侵犯心包导致心包积液,心影增大,侵犯肋骨导致肋骨破坏。

胸部 CT 检查可发现胸膜不规则增厚或突入胸腔的块状增厚,典型的弥散性间皮瘤在肺的周围形成软组织壳,并延伸到叶间胸膜,增强 CT 能够更好地显示肿瘤侵犯胸壁的情况。此外 CT 检查可以发现肿瘤对邻近脏器的侵犯情况以及有无肺门、纵隔淋巴结转移。

胸部磁共振检查对于确定恶性间皮瘤的范围较 CT 检查更敏感,尤其容易发现肿瘤对局部结构如肋骨、膈肌的侵犯情况,对于确定手术范围很有帮助。PET 除了可以鉴别胸部结节的良恶性以外,还可以发现 CT 或 MRI 正常的淋巴结转移或其他转移灶,对肿瘤分期很有帮助。

六、病理学检查

胸腔积液细胞学检查具有创伤小，可以反复进行检查的优点，但对间皮瘤诊断的敏感性不高，只有20%～33%患者可以通过胸腔积液细胞学检查确诊。CT引导下的胸部结节穿刺活检的阳性率可以达到87%，电视胸腔镜直视下的胸壁结节活检的阳性率在95%以上。胸腔镜活检可以获得足够的肿瘤组织用于肿瘤的免疫组化检查，有助于与其他胸壁肿瘤的鉴别以及肿瘤的分型，其主要缺陷是容易导致肿瘤沿手术切口和胸腔引流管播散，发生率约20%。

七、诊断与鉴别诊断

对于长时间胸痛、胸腔积液伴胸膜不规则增厚的中老年患者均应怀疑胸膜间皮瘤，石棉接触史更有利于本病的诊断。排除结核性胸腔积液后，对于反复胸腔积液检查未见肿瘤细胞的患者，有条件的医院应尽早进行胸腔镜检查，胸壁结节明显的患者也可以在B超或CT引导下进行穿刺活检以明确诊断。

胸膜间皮瘤与感染性胸腔积液如结核性胸膜炎、脓胸的鉴别不难，难以区分的是胸膜腔转移性恶性肿瘤。上皮型间皮瘤需要与转移性腺癌鉴别。最常用的鉴别方法是免疫组化检查，目前没有对间皮瘤或腺癌完全特异性的抗体，因此常联合应用几种抗体提高诊断的特异性。腺癌阳性标志物为CEA、B72.3、Leu-M1、BER-EP4，间皮相关抗原为hBME-1，血栓调节蛋白(thrombomodulin)和肌钙网蛋白(calretinin)，敏感性和特异性均较腺癌相关抗体低，但联合应用两种肿瘤的抗体几乎可将所有的间皮瘤与腺癌正确区分开来。肉瘤型间皮瘤表达低分子量角蛋白，肉瘤、局限性纤维瘤和反应性浆膜纤维化则不表达任何形式角蛋白。用广谱角蛋白标志物aE1/aE3和低分子量角蛋白cAM5.2可以将肉瘤样间皮瘤与局限性纤维瘤、硬纤维瘤样间皮瘤及反应性浆膜纤维化区分开来。肉瘤型间皮瘤不表达hBME-1、thrombomodulin、calretinin等间皮相关抗原，在肉瘤样间皮瘤的鉴别诊断中没有价值。

电镜检查也是间皮瘤鉴别诊断的方法。间皮瘤细胞表面有细长的蓬发样微绒毛，绒毛细长，胞质内张力丝及糖原颗粒较丰富，有双层或断续的基膜，瘤细胞间有较多的桥粒。转移性腺癌具有内在的组织变形，腺癌细胞微绒毛粗而短，胞质内有分泌颗粒，细胞外有腺腔形成。

八、分型

和其他肿瘤一样，准确的分期是确定胸膜间皮瘤治疗方案的关键。有多种分期的方法，目前常用的分期有两种：Butchart 分期（表 2-3）和国际间皮瘤学会（IMIG）TNM 分期（表 2-4）。

表 2-3　Butchart 分期

Ⅰ期	肿瘤局限于壁层胸膜，只累及同侧胸膜、肺、心包和纵隔
Ⅱ期	肿瘤侵犯胸壁或累及纵隔结构，即食管、心脏和对侧胸膜。仅胸部淋巴结受累
Ⅲ期	肿瘤穿过膈肌累及腹膜，侵犯对侧胸膜和双侧胸部，累及胸部外淋巴结
Ⅳ期	远处血源性转移

表 2-4　国际间皮瘤学会（IMIG）分期

原发肿瘤（T）	
T_{1a}	肿瘤局限于同侧壁层胸膜，包括纵隔和膈胸膜，脏层胸膜未受累
T_{1b}	肿瘤局限于同侧壁层胸膜，包括纵隔和膈胸膜，脏层胸膜有散在病灶
T_2	肿瘤侵犯同侧各胸膜表面，并至少有下列一种情况： 膈肌受累； 脏层胸膜有肿瘤融合（包括叶间裂）； 脏层胸膜肿瘤扩展至其下的肺实质
T_3	局限的进展期肿瘤，但仍有可能切除。肿瘤侵犯同侧各胸膜表面，并至少有下列一种情况： 胸内筋膜受累； 扩展至纵隔脂肪； 扩展至胸壁软组织； 心包非跨壁受累
T_4	局限的进展期肿瘤，不能手术切除。肿瘤侵犯同侧各胸膜表面，并至少有下列一种情况： 弥漫的或多发的胸壁肿瘤，有或无肋骨受累； 肿瘤直接跨膈侵犯； 直接扩展到对侧胸膜； 直接扩展到一个或多个纵隔器官； 直接扩展到脊柱； 肿瘤侵犯心包内面，伴或不伴心包积液； 侵犯心肌
淋巴结（N）	
N_X	局部淋巴结无法评价
N_0	无局部淋巴结转移
N_1	同侧支气管肺或肺门淋巴结转移
N_2	转移至隆突下或同侧纵隔淋巴结，包括同侧乳房内结节

续表

N_3	转移至对侧纵隔、对侧乳房,同侧或对侧锁骨上淋巴结转移(M)
M_X	有不能评价的远处转移
M_0	没有远处转移
M_1	有远处转移
分期	
Ⅰa 期	$T_{1a}N_0M_0$
Ⅰb 期	$T_{1b}N_0M_0$
Ⅱ期	$T_2N_0M_0$
Ⅲ期	任何 T_3M_0、任何 N_1M_0 和任何 N_2M_0
Ⅳ期	任何 T_4、任何 N_3 和任何 M_1

九、治疗

由于发病率低,针对胸膜间皮瘤的治疗方案缺乏大规模的随机对照研究,至今尚没有公认的治疗方案,但可以确定的是,任何单一的治疗均不能显著延长患者的生存期,故目前主张采用多种治疗方法联合治疗。

早期病例应以手术为治疗首选,即使是进展期的恶性胸膜间皮瘤也可以通过手术使生活质量改善,结合术后化疗和局部放疗延长患者的生存期、改善生活质量。手术方式有 3 种:胸膜切除术、胸膜外肺切除术(extrapleural pneumonectomy, EPP)和胸膜固定术。EPP 是损伤最大的术式,手术切除范围包括脏层和壁层胸膜、肺、心包、同侧的膈肌以及纵隔淋巴结。近年来随着医学的发展以及严格的病例选择,EPP 的手术死亡率已经由 31%下降至 5%以下。EPP 由于是全肺切除,所以术后患者可以耐受较为大剂量的放疗,从而提高了局部的治疗效果。胸膜切除术也可以有效缓解肿瘤症状,抑制胸腔积液的复发,但由于弥散性胸膜间皮瘤广泛浸润,胸膜切除术实际上很难完全切除肿瘤组织,并且由于保留肺脏,限制了术后放疗的剂量,和 EPP 相比,其术后肿瘤局部复发率高达 80%～90%。胸膜固定术通过药物注入引起胸膜表面的炎性、粘连反应来闭塞胸膜腔,可以有效地缓解患者的症状,提高患者的生活质量,是一种有效的姑息性治疗方法。恶性间皮瘤弥散性生长,要达到足够的放射剂量(>60 Gy),并且避免对周围脏器造成放射性损伤(肺 20 Gy,肝脏 30 Gy,脊髓 45 Gy,心脏 45 Gy,食管 45～50 Gy)非常困难。因此,目前放疗仅用于进行活检、吸引术、引流术后,种植转移的肿瘤、浸润生长引起的疼痛以及 EPP 后的辅助治疗。

化疗包括全身化疗和局部化疗，单药治疗有效的药物有多柔比星、顺铂、丝裂霉素、吉西他滨、长春瑞滨、培美曲塞等，有效率不超过20%。为提高疗效，临床上多采用2～3种药物联合化疗，有效率不超过50%，中位生存期8～15个月。常用化疗方案见表2-5。胸腔内化疗可以提高局部药物浓度，同时能减轻全身毒副作用。但MPN患者胸膜腔可能有不同程度闭塞，并且药物在肿瘤组织中的渗透性有限，因而腔内化疗的长期疗效有限。临床上常用药物有顺铂、多柔比星、丝裂霉素和甲氨蝶呤。腔内注入剂量与静脉一次用量相似或略高，经过治疗60%～90%患者胸腔积液减少，症状可有不同程度改善。

表2-5 恶性胸膜间皮瘤常用化疗方案

化疗方案	剂量（mg/m^2）	用药时间	时间及周期
CAP方案			
多柔比星	40～60	第1天	
环磷酰胺	600	第1天	
顺铂	70	第1天（水化3天）	每周期21天×4～6周期
化疗方案	剂量（mg/m^2）	用药时间	时间及周期
PaC方案			
紫杉醇	135	第1天	
顺铂	75	第1天（水化3天）	每周期21天×4周期
GC方案			
吉西他滨	1 000	第1,8,15天	
顺铂	100	第1天（水化3天）	每周期28天×4周期
PeC方案			
培美曲塞	500（配合应用叶酸和维生素B_{12}）	第1天	每周期21天×4周期
顺铂	75	第1天	每周期21天×4周期

第三章

纵隔疾病

第一节 纵 隔 炎

纵隔炎(mediastinitis)可分为急性和慢性两种。前者为急性感染性病变,易迅速发展为纵隔脓肿,临床表现急重凶险,病死率较高;后者起病多潜隐,病理改变可表现为以肉芽肿病变为主者(亦称为肉芽肿样纵隔炎)或以纤维化病变为主者(亦称为成纤维化纵隔炎、纵隔纤维化或硬化性纵隔炎),临床主要表现食管、腔静脉及纵隔内其他脏器狭窄或梗阻所致的症状和体征。

一、急性纵隔炎

(一)病因

1.继发于纵隔及其邻近脏器损伤或感染者

食管疾病是导致本病的常见原因,如食管癌手术后发生吻合口瘘、食管异物致食管穿孔、食管镜检查误伤食管致穿孔、食管扩张治疗等过程中损伤食管致穿孔、严重呕吐致食管损伤(Mallory-Weiss 综合征)、剧烈咳嗽致食管破裂、食管癌坏死形成溃疡、放疗后食管壁坏死、气管切开后放置的气管内导管压迫致气管食管瘘等,均可使含大量细菌的消化道或呼吸道液体进入纵隔,导致纵隔急性化脓性感染。气管插管或支气管镜检查损伤气管壁形成瘘管或气管术后吻合口瘘亦可引起本病。近年随着心脏外科手术的普遍开展,胸骨正中切口术后感染导致急性纵隔炎的病例日渐增多。其他如纵隔淋巴结、心包等部位的化脓性感染亦可蔓延至纵隔的疏松结缔中。纵隔邻近脏器如肺和胸膜化脓性感染可扩散到纵隔,腹膜后的化脓性感染及膈下脓肿等亦有累及纵隔者。战争期间钝性或贯通性胸部外伤是急性纵隔炎的常见原因。

2.下行性感染

颈深部筋膜间隙与纵隔是相通的,因此,口腔和颈部的化脓性感染可向下蔓延至纵隔导致本病,牙龈脓肿等口腔疾病所致的急性纵隔炎常为需氧菌与厌氧菌的混合性感染。

3.血行感染

血行感染可见于脓毒败血症患者,细菌(多为金黄色葡萄球菌)由身体其他部位经血行达到纵隔而致病。

由于纵隔内除各种脏器外为疏松的结缔组织,感染一旦发生常迅速蔓延,易于累及邻近脏器,如因食管穿孔所致的急性纵隔炎常并发脓胸。纵隔脓肿形成后亦可破入胸膜腔、食管、支气管等邻近组织。

(二)临床表现

本病起病急骤。全身毒血症状十分明显,高热、寒战、烦躁不安,严重者发生感染中毒性休克。继发于食管疾病者常有下咽不适或疼痛,其部位往往提示食管穿孔处;下行性急性纵隔炎常伴有原发感染灶的症状,如咽痛不适等。纵隔脓肿形成可压迫大气道,患者出现咳嗽、呼吸困难、发绀、心动过速等症状。胸骨后疼痛明显,并向颈部放射。感染向下蔓延时,可有上腹痛。体检患者多呈急性面容,胸骨触痛或叩痛,纵隔浊音界扩大,纵隔有积气者于颈部可扪及皮下气肿,发生脓胸或脓气胸者可查出胸腔积液或积气体征。周围血中见白细胞总数和中性粒细胞比例均明显增高。

X射线胸片见两侧纵隔阴影增宽,一般以两上纵隔较明显,侧位胸片见胸骨后密度增高,气管和主动脉弓轮廓模糊。形成纵隔脓肿者见软组织影向纵隔的一侧凸出,可压迫气管或食管而使其移位,其内可见液平。纵隔气肿、颈部皮下气肿亦较常见。尚可见胸腔积液和积气的征象,左侧较多。对怀疑原发病为食管疾病者行食管碘油或有机碘液造影可证实食管穿孔、食管气管瘘、食管胸膜瘘等病变。CT扫描和磁共振成像对于明确纵隔脓肿的部位及确定引流治疗方案很有帮助。

(三)诊断

结合食管病变、内镜检查、口腔或咽部脓肿等相关病史,临床症状和体征以及相应的X射线胸片改变一般即可作出临床诊断。

(四)治疗

1.内科治疗

早期依经验性用药原则选用大剂量广谱抗生素,对于继发于口腔和颈部脓肿的下行性感染者应注意抗生素既能覆盖需氧菌、又能覆盖厌氧菌,对于血行感染者应重点选用抗金黄色葡萄球菌的药物,病原菌明确后可参考体外药敏试验结果选药。加强支持疗法,对于因食管穿孔或食管瘘而需禁食者可经完全胃肠外营养疗法补足所需的各种营养成分。积极纠正休克,纠正缺氧。

2.外科治疗

针对原发病进行相应处理,如对食管穿孔进行修补。尽可能彻底引流。可用含稀释的抗生素的生理盐水行局部灌注冲洗。对于经胸骨正中切口行心脏手术后发生急性纵隔炎者,可再次开胸彻底清创、引流、灌洗,用肌瓣填充修复。

二、慢性纵隔炎

(一)病因

本病病因尚不十分清楚,已知多种感染与其有关,包括结核杆菌、非结核分枝杆菌、真菌(如组织胞质菌)、土壤丝菌和放线菌等微生物感染。此外,结节病、外伤性纵隔出血、药物中毒等可能与部分病例有关。有认为自身免疫可能参与了本病的发生。胸外放疗亦有引起本病的报道。尚有部分患者病因完全不明,称为特发性纵隔纤维化。

本病病理变化主要为肉芽肿样改变和纤维化样改变,有认为纤维化是由长期慢性肉芽肿演变而来。病变在纵隔内形成片状或团块状结构,压迫纵隔内重要结构而产生症状和体征。

(二)临床表现

早期患者可无明显症状。随病变缓慢加重,逐渐出现纵隔内器官粘连或压迫的相应表现。由于静脉壁薄易受压迫,故常出现上腔静脉阻塞综合征:患者头面部、颈部及上肢水肿;颈静脉充盈;胸壁静脉扩张,血液由上向下流动形成侧支循环;尚有食管静脉因侧支循环而曲张并破裂出血的报道。患者可有头痛、头昏、呼吸困难、发绀等症状。有时突然发生脑水肿症状。随着侧支循环的逐步建立,症状可代偿性缓解,有随诊数十年而仍生存者。病变压迫食管可产生吞咽不适甚至吞咽困难。气管和支气管受压可产生咳嗽,严重时可出现呼吸困难。压迫肺血管可致肺血管淤血、咯血、肺动脉高压、肺小动脉血栓形成等。喉返神经受压可出现声音嘶哑,膈神经受压可引起膈肌麻痹。

X射线胸片可无异常发现,也可见纵隔阴影增宽,纵隔内肿块状阴影凸出于肺野内,或仅见纵隔胸膜增厚,或见纵隔轮廓因纤维化性病变而显得僵硬平直,病变区内可见钙化阴影。静脉血管造影可显示上腔静脉阻塞等改变,尚可显示侧支循环血管。食管吞钡检查可见食管受压移位或狭窄。胸部CT有较大诊断价值,可见前上纵隔增宽,纵隔胸膜平直或向一侧凸出,边界不清,纵隔胸膜肥厚,尚可见纵隔内肿块影。气管、支气管、肺血管、腔静脉等的受压表现亦可在CT上显示。

(三)诊断

本病的诊断除依赖临床表现及影像学改变外,纵隔组织活检(开胸活检或经纵隔镜活检)有重要价值。鉴别诊断需考虑其他可以引起上腔静脉阻塞的疾病。

(四)治疗

慢性纵隔炎(包括肉芽肿样改变和纤维化样改变者)的治疗比较困难,现有疗法效果不肯定。对于慢性纵隔炎发病与真菌(如组织胞质菌)或结核杆菌感染有关者,抗真菌治疗或抗结核治疗是否有效尚无明确结论。治疗的目的在于减轻和控制症状。大多数慢性纵隔炎进展缓慢,且在病程中随着受压迫血管侧支循环的建立症状有自然缓解的倾向。对于纵隔内病变较局限者,可手术切除肉芽肿组织以缓解血管、食管的压迫症状。上腔静脉阻塞严重者,可手术建立人工侧支循环,也有试行血管内导管扩张或放置支架者。有试用糖皮质激素治疗者,但争议较大。

第二节　纵　隔　疝

纵隔疝是指一侧肺脏的部分组织通过纵隔突入到另一侧胸腔,它与纵隔移位不同,后者系整个纵隔连同其内容物向对侧移位,但二者在临床上较难鉴别,且常可并存。

纵隔在解剖学上有3个较薄弱的区域:①前上纵隔,位于第1～4肋软骨水平，前方为胸骨，后方为大血管，下方以心脏为界。②后上纵隔，位于主动脉和奇静脉之上第3～5胸椎水平，前方为食管、气管和大血管，后方为脊椎。③后下纵隔，位于主动脉弓、奇静脉和第5胸椎之下，前方为大血管和心脏，后方为降主动脉和脊椎。纵隔疝常发生于前上纵隔结构薄弱区，而发生于后上纵隔或后下纵隔者较少见。

一、病因

纵隔疝产生的原因为两侧胸腔的内压不均等，导致压力较高一侧胸腔内部分肺脏经纵隔结构薄弱区突入压力较低的一侧胸腔内，以恢复两侧胸内压的平衡。常见者如一侧肺大疱、张力性气胸、局限性阻塞性肺气肿、胸腔积液、肺囊肿和肿瘤等；或一侧肺不张、一侧全肺切除术后。也有因一侧胸腔病变产生瘢痕收缩而将健侧胸腔部分肺脏经纵隔结构薄弱区域牵拉进入患侧胸腔的，如见于肺结核纤维化、慢性胸膜炎瘢痕收缩等。

二、临床表现

纵隔疝的临床表现主要为原发疾病的症状和体征，如发生于张力性气胸者表现为严重的呼吸困难和循环紊乱，因纵隔疝常与纵隔移位并存，故体检时可见气管移位，心界移位，心尖搏动点移位等体征。

三、诊断

纵隔疝的诊断主要依赖胸部X射线检查。后前位胸片可见局部透亮区域超过气管轴线，是肺组织疝入对侧胸腔的征象，疝入对侧的肺组织内很少见肺纹理。胸部CT可以清晰地显示纵隔疝的部位和范围，对于确诊价值很大。此外，胸部X射线检查多有助于明确导致纵隔疝的原发疾病的诊断。

四、治疗

纵隔疝严重时可影响回心血流量和循环呼吸功能，致心力衰竭、呼吸衰竭发生，在治疗上主要是处理原发疾病。注意解决双侧胸腔压力不平衡问题，对脓(气)胸病例均行胸腔闭式引流术，疝入对侧的肺组织可很快恢复原位。选用强有力抗生素、超声雾化吸入起化痰及改善呼吸道通畅作用。对喘憋性肺炎，常规应用干扰素3天(100万U肌内注射，每天一次)。干扰素可以抑制细胞内毒素的复制，中断炎症的蔓延，在足够的抗体产生前即可使疾病早期康复。

第三节 纵隔气肿

纵隔气肿(pneumo mediastinum)指气体在纵隔的结缔组织间隙内聚积。该症多见于新生儿和婴幼儿,文献报道发病率自0.04%~1%不等;成人亦不少见。成人男性发病多于女性。

一、病因和发病机制

根据纵隔内气体的来源部位可将纵隔气肿的病因和发病机制归纳为以下几类。

(一)肺泡壁破裂所致的纵隔气肿

肺泡壁因肺泡内压急剧上升或因其他疾病而发生损伤破裂即可导致气体由肺泡内进入肺间质,形成间质性肺气肿;气体再沿肺血管周围鞘膜进入纵隔。常因同时有脏层胸膜损伤而合并自发性气胸,但亦可见仅有纵隔气肿者。常见原因如用力剧咳或吸气后用力屏气致肺泡内压剧增,哮喘急性发作时气流严重受限致肺泡内压剧增(尤其常见于儿童),机械通气使用不当致气道压过高,张力性气胸时过高的胸腔内压亦可使邻近肺组织肺泡内压剧增致肺泡破裂,金黄色葡萄球菌肺炎等疾病致肺泡壁破坏,闭合性胸部外伤因外部剪切力致肺泡壁损伤等。

(二)纵隔内气道破裂所致的纵隔气肿

纵隔内气道破裂所致的纵隔气肿最常见于胸外伤患者,亦有少数气管肿瘤并发纵隔气肿的报道;纤维支气管镜检查可因操作过程中患者剧咳或用于憋气导致肺泡壁破裂而发生纵隔气肿,亦可因活检时损伤气道壁而使气体由气道破口进入纵隔。

(三)食管破裂所致的纵隔气肿

食管破裂所致的纵隔气肿包括剧烈呕吐致食管破裂、食管外伤、内镜检查损伤食管、食管痉挛阻塞而致近端破裂、异物损伤食管、食管癌肿瘤组织坏死、食管手术后瘘等。

(四)颈部气体进入纵隔

颈部气体进入纵隔如气管切开术后、甲状腺手术后、扁桃体切除术后等,空气自颈部创口进入皮下组织聚积,沿颈深筋膜间隙即可进入纵隔内。

(五)腹腔气体进入纵隔

胃肠穿孔、人工气腹术等,腹腔内气体可沿膈肌主动脉裂孔和食管裂孔周围的疏松结缔组织进入纵隔。

尚有部分纵隔气肿患者临床不能确定其气体来源部位及病因。

二、临床表现

纵隔气肿的症状轻重不一,主要与纵隔气肿发生的速度、纵隔积气量的多少、是否合并张力性气胸等因素有关。少量积气患者可完全无症状,仅于胸部X线片上见纵隔气肿的征象。积气较多、压力较高时,患者可感胸闷不适,咽部梗阻感,胸骨后疼痛并向两侧肩部和上肢放射。纵隔内大量积气或合并有张力性气胸者,临床表现危重,严重呼吸困难,烦躁不安,意识模糊甚至昏迷,发绀明显,若不及时抢救可很快危及生命。

体格检查可发现颈部皮下气肿,严重者皮下气肿可蔓延至面部、胸部、上肢,甚至蔓延至腹部和下肢。皮肤黏膜发绀,呼吸困难。病情严重者血压下降,脉搏频数。颈静脉怒张。心尖搏动不能触及,心浊音界缩小或消失,心音遥远,约半数患者可于心前区闻及与心搏一致的咔嗒声(Hamman征),以左侧卧位时较为清晰。并有张力性气胸者尚可见相应体征。

胸部X射线检查对明确纵隔气肿的诊断具有决定性的意义。于后前位胸片上可见纵隔胸膜向两侧移位,形成与纵隔轮廓平行的高密度线状阴影,其内侧与纵隔轮廓间为含气体的透亮影,通常在上纵隔和纵隔左缘较明显,上述征象应与正常存在的纵隔旁狭窄的透亮带(即由视觉误差所产生的Mach带)相区别,其鉴别要点在于Mach带的外侧并无高密度的纵隔胸膜影。此外,部分患者尚可在胸主动脉旁或肺动脉旁发现含气透亮带。当婴儿纵隔内气体量较多时可显示胸腺轮廓。纵隔气肿在侧位胸片上表现为胸骨后有一增宽的透亮度增高区域,将纵隔胸膜推移向后呈线条状阴影,心脏及升主动脉前缘与胸骨间距离增大。胸部CT因不受器官重叠的影响,对纵隔气肿显示较清楚,尤其是当纵隔内积气量较小时较后前位胸片易于识别。X射线检查尚可清晰地显示同时存在的气胸以及下颈部和胸部皮下气肿。

三、诊断

根据有诱发纵隔气肿的有关疾病史,有呼吸困难和胸骨后疼痛等症状,应考虑纵隔气肿的可能性;若尚有颈部和胸部皮下气肿、颈静脉充盈等体征,则应高度怀疑本症,并行胸部X射线检查以明确诊断。应注意与其他可以引起胸痛、呼吸困难、发绀等症状的疾病相鉴别。

四、治疗

纵隔气肿治疗的关键在于采取积极措施控制原发疾病，如控制哮喘发作以缓解气流受限，对外伤所致气道损伤应及早进行手术治疗。对气管切开术后并发的纵隔气肿应立即拆除皮肤和皮下组织缝线，使气体可外逸。对合并气胸的纵隔气肿患者应尽早施行胸腔闭式引流术，许多患者随着胸腔内压力下降，纵隔气肿的程度亦可明显减轻。

对纵隔气肿本身应根据积气量多少和临床症状轻重决定治疗方案。对积气量少，症状不明显者不需特殊治疗，气体在1～2周内常可自行吸收。对积气量大，压力高，致使纵隔内器官受压出现呼吸循环障碍者，可经胸骨上切口行排气减压术。伴有大量皮下气肿者可行多部位针刺排气或小切口排气。酌情使用抗生素以预防或控制感染。

第四节　纵隔支气管囊肿

一、概述

纵隔支气管囊肿是一种少见的纵隔病变，发生率不高，占全部纵隔肿瘤和囊肿的5.7%～6.3%，纵隔支气管囊肿可发生在各个年龄组，最常见于30～40岁的成年人，男性略多于女性。纵隔支气管囊肿常见于气管旁、隆突下、肺门和食管旁，左右侧分布无明显区别。当位于气管或食管附近时，囊肿常以纤维条索与气管或食管相连。囊肿偶与气管或支气管相通。有报告支气管囊肿出现于颈下部、腹部甚至更远的部位。支气管囊肿的临床表现可轻可重，可缓可急，取决于囊肿的大小，也反映其病理变化。较大的囊肿可压迫气管、支气管或食管，出现胸闷、胸痛、咳嗽、喘息、呼吸困难、反复发作呼吸感染或吞咽不适。囊肿压迫可引致上腔静脉梗阻、肺动脉狭窄、二尖瓣狭窄的症状也偶有报告。囊肿与气管支气管相通时可引起继发感染，如囊内积存大量感染性液体占据一侧胸腔，可造成急性呼吸窘迫，需急诊处理。有学者提出一例因纵隔支气管囊肿急性增大压迫气管致严重呼吸困难，急诊手术后痊愈。有文献报告因囊肿致支气管阻塞反复发生肺不张，突然出现严重呼吸困难未能及时手术而死亡。因此当有不明原因急性呼吸困难，应当仔细检查纵隔有无肿物，诊断明确时需行急诊处理。当然小的纵隔支气管囊肿，尤其在成年人可无症状，仅在体查时为X射线胸片发现。

二、诊断和鉴别诊断

纵隔支气管囊肿的诊断关键在于胸部影像学检查。较小的囊肿为纵隔结构所掩盖不易被发现，较大的支气管囊肿在后前位胸片表现为突自纵隔的半圆形或椭圆形阴影，密度均匀一致，边缘清晰光滑，当与支气管相通时可见气液面。侧位胸片可见肿物阴影全貌，断层相能清楚地显示囊肿存在，并可以与附近肺门结构相鉴别，在诊断上有重要意义。透视下有时可见囊肿随呼吸运动有形状改变。当附于食管时可随吞咽上下移动。总之，对于上纵隔紧邻气管或支气管、密度均匀和边界清楚的肿物，应当想到纵隔支气管囊肿的可能。超声波检查有助于鉴别肿物系囊性或实性。胸部CT检查对纵隔病变具有较高的诊断意义。临床上，一般不需要纤维支气管镜检查和上消化道造影检查。纵隔支气管囊肿有时诊断颇不容易，尤其囊壁有钙化，囊内液体较稠厚，分隔多房时，酷似纵隔淋巴结核。在鉴别诊断上根据有无结核病史和结核中毒症状，有无其他处肿大淋巴结，抗结核治疗是否有效等，可与纵隔淋巴结核相鉴别。有学者提出，1例女性患者，10年前发现纵隔内圆形肿物影，诊断为纵隔淋巴结核，予抗结核治疗数年，家人和周围同事为避免传染一直在进行饮食隔离，但长期抗结核治疗病变无任何改变，最后经手术证实为纵隔支气管囊肿。通过纵隔内多数球形影、全身淋巴结肿大和贫血乏力等消耗症状，纵隔支气管囊肿与纵隔淋巴源性肿瘤也不难区分。但是，临床上支气管囊肿和食管囊肿的鉴别并不容易，从起源上两者均起自胚胎前胸，部分支气管囊肿可附于食管壁上或嵌于食管肌层，区别在于病理组织学上。支气管囊肿壁内多衬假复层柱状纤毛上皮，壁内可有软骨及腺体，而食管囊肿壁内衬鳞状上皮，囊壁有固有的环形及纵形肌层，食管囊肿的病变部位多位于中后纵隔。由于两者的治疗原则均为手术摘除，鉴别诊断往往是病理学上关注的。

三、治疗

纵隔支气管囊肿诊断明确后，手术摘除即为主要治疗，但是手术方法视病变情况而异。孤立无粘连的支气管囊肿，完整摘除无困难。当支气管囊肿嵌入食管肌层时，可行囊肿剜除术；如囊肿因反复继发感染与周围脏器严重粘连时，则难以完整切除囊壁，为避免术中损伤大血管引起出血及切除不彻底，可先放出囊内液体，减轻对邻近脏器的压迫，再行囊肿切除。若囊肿不能完整地摘除时，可以切除部分囊壁，清除囊内感染，残余囊壁用碘酊涂抹，以破坏上皮的分泌功能。有学者依上述处理的几例术后均恢复良好，随诊未发现复发。有人报告，应用纵隔镜对隆突下支气管囊肿进行抽吸治疗获得成功，但此种方法有一定适应证，难以保证术后长期不复发，仅适用于选择性患者。纵隔支气管囊肿手术后无复发，文献上也无支气管囊肿恶性变的报告。

第五节　原发性纵隔肿瘤

原发性纵隔肿瘤中以胸腺瘤、神经源性肿瘤和畸胎瘤较为多见，其他如囊肿、胸内甲状腺等相对少见。这些肿瘤多数为良性，但有恶变可能。

一、分类

纵隔位于胸廓的中央。上自胸腔入口，下达膈肌，左右以纵隔胸膜，前后以胸骨和胸椎为界。胸骨角水平以上的区域称为上纵隔。心包前称为前纵隔，心包所在处称为中纵隔，心包脊柱之间称为后纵隔。常见的纵隔肿瘤各有其好发部位，这对临床诊断有参考意义。

(一)前上纵隔肿瘤

前上纵隔肿瘤最常见的是胸腺瘤、淋巴瘤和生殖细胞肿瘤，其次是血管病变、间叶组织肿瘤、异位甲状腺或甲状旁腺。

(二)中纵隔肿瘤

中纵隔肿瘤大多数是前肠囊肿、淋巴系统肿瘤，常见的有霍奇金病、网状细胞肉瘤和淋巴肉瘤等，较少见的有胸膜和心包囊肿、神经管与原肠囊肿等。

(三)后纵隔肿瘤

后纵隔肿瘤几乎皆是神经源性肿瘤，可原发于脊髓神经、肋间神经、交感神经节和迷走神经，可为良性和恶性。良性者有神经鞘瘤、神经纤维瘤和神经节瘤；恶性者有恶性神经鞘瘤和神经纤维肉瘤。较少的有血管肿瘤、间叶肿瘤等。

二、常见纵隔肿瘤

(一)胸腺瘤

胸腺瘤多位于前上纵隔或前中纵隔，约占原发性纵隔肿瘤的 1/5～1/4，男女发病率相仿。30%为恶性，30%为良性，40%为潜在或低度恶性。良性者常无症状，偶在X射线检查时发现。若肿瘤体积较小，密度较淡，紧贴于胸骨后，X射线检查颇难发现。胸腺瘤多毗邻升主动脉，故可有明显的传导性搏动。根据淋巴细胞浸润情况，组织学分为5型，即淋巴细胞型、淋巴上皮细胞型(混合型)、上皮细胞型、梭状细胞型和未分型等。常见的上皮细胞和淋巴细胞占优势的良性胸腺瘤，若手术切除不彻底，有复发和浸润转移的可能。胸腺瘤可认为是低度恶性肿瘤，术后应给予放疗。恶性胸腺瘤易侵犯周围组织，可发生程度不等的胸骨后疼痛和气急，晚期患者可产生血管、神经受压的症状，如上腔静脉阻塞综合征、膈肌麻痹和声音嘶哑等。10%～75%胸腺瘤患者可有重症肌无力的症状，但重症肌无力患者仅有15%～20%有胸腺病变。切除肿瘤后约2/3患者的重症肌无力症状得到改善。少数患者可发生再生障碍性贫血、皮质醇增多症、红斑狼疮、γ球蛋白缺乏症和特发性肉芽肿性心肌炎。X射线检查，在前上纵隔见到圆形或椭圆形块影，良性者轮廓清楚光滑，包膜完整，并常有囊性变；胸部CT显示，病灶边界清楚，边缘光整。恶性者轮廓粗糙不规则，可伴有胸膜反应。胸腺瘤手术切除效果良好，据报道肿瘤完全切除者5年生存率达89%；另一组141例手术切除肿瘤后常规放疗(30～50 Gy)的患者，5年生存率达100%，10年和15年生存率达94.7%，而且只要能完全切除，不同分期间生存率无差别。有学者分析51例胸腺瘤手术疗效，有局部浸润者5年生存率为23%，无浸润者5年生存率达80%。

(二)胸内甲状腺肿

胸内甲状腺肿包括先天性迷走甲状腺和后天性胸骨后甲状腺，前者少见，为胚胎期残留在纵隔内的甲状腺组织，发育成甲状腺瘤，完全位于胸内，无一定位置。后者为颈部甲状腺沿胸骨后伸入前上纵隔，多数位于气管旁前方，少数在气管后方，胸内甲状腺肿大多数为良性，个别病例可为腺癌。肿块牵引或压迫气管，可有刺激性咳嗽、气急等。这些症状可能在仰卧或头颈转向侧位时加重。胸骨或脊柱受压可出现胸闷、背痛，偶可出现甲状腺功能亢进症状。出现剧烈咳嗽、咯血、声音嘶哑时，应考虑到恶性甲状腺肿的可能。约有半数患者可在颈部摸到结节样甲状腺肿。X射线检查可见到前上纵隔块影，呈椭圆形或梭形，轮廓清晰，多数偏向纵隔一侧，也向两侧膨出。在平片上如见到钙化的肿瘤，具有诊断的价值。多数病例有气管受压移位和肿瘤阴影随吞咽向上移动的征象。

(三)皮样囊肿

皮样囊肿是含液体的囊肿，囊内有起源于外胚层的皮肤、毛发和牙齿等。常为单房,也有双房或多房。囊壁为纤维组织构成,内壁被覆多层鳞状上皮。

(四)畸胎瘤

畸胎瘤为一种实质性混合瘤。由外、中、内三胚层组织构成,内有软骨、平滑肌、支气管、肠黏膜和神经血管等成分。畸胎瘤恶变倾向较皮样囊肿大,常可变为表皮样癌或腺癌。文献报道386例畸胎瘤,其中14.2%呈恶变。体积小者,常无症状,多在X射线检查中发现。若瘤体增大压迫邻近器官,则可产生相应器官的压迫症状,如上腔静脉受压,可发生上腔静脉综合征;喉返神经受压,则发生声音嘶哑;压迫气管,可发生气急,患者仰卧时气急加剧。囊肿向支气管溃破,可咳出含毛发、皮脂的胶性液。胶性液吸入肺内,可发生类脂性肺炎和类脂性肉芽肿。囊肿有继发感染时,可出现发热和周身毒性症状。囊肿若在短期内迅速增大,应想到恶变、继发感染或瘤体出血的可能。化脓性囊肿破入胸腔或心包时,可发生脓胸或心包积液。X射线检查:囊肿位于前纵隔心脏和主动脉弓交接处,少数位置较高,接近前上纵隔,也可位于前下纵隔。多向一侧纵隔凸出,少数可向两侧膨出,巨大者可凸入后纵隔,甚至占满一侧胸腔。多呈圆形或椭圆形,边缘清楚,囊壁钙化较常见。有时可见特征性的牙齿和碎骨阴影。

(五)淋巴瘤

淋巴瘤多以中纵隔淋巴结肿大为特征,但也可侵入肺组织形成浸润性病变。本病病程短,症状进展快,常伴有周身淋巴结肿大、不规则发热、肝脾肿大、贫血等。X射线检查示肿大淋巴结位于气管两旁及两侧肺门。明显肿大的淋巴结可融合成块,密度均匀,可有大分叶,但无钙化。支气管常受压变窄。

(六)神经源性肿瘤

绝大多数神经源性肿瘤位于后纵隔脊柱旁沟内,有时也可位于上纵隔,多数有被膜。X射线征象为光滑、圆形的孤立性肿块。巨大的肿块迫使肋间隙增宽或椎间孔增大。有时肿瘤呈哑铃状伸进椎间孔,侵入脊椎管,引起脊髓压迫症状。神经纤维瘤多见于青壮年,通常无症状。肿瘤较大可产生压迫症状,如肩胛间或后背部疼痛、气急等。

三、诊断

纵隔肿瘤在形态上与原发或继发的肺肿瘤、肿大淋巴结和血管瘤等有时颇难区别。常用检查方法如下。

(一)X射线检查

透视发现肿瘤有搏动,应先明确为扩张性或传导性搏动。如为前者,可初步怀疑为动脉瘤，可用 X 射线血管造影或 MRI 证实。上纵隔肿瘤在 X 射线透视时若随吞咽而向上移动，可初步诊断为甲状腺肿瘤。正位、侧位、斜位 X 射线平片和分层片，或高千伏摄片，可明确肿瘤的部位、外形、密度、有无钙化或骨化等，从而初步判断肿瘤的类型。食管吞钡检查可了解食管或邻近器官是否受压。

(二)电子计算机体层摄影(CT)

对于纵隔肿瘤、淋巴结肿大、纵隔脂肪组织的病变(如脂肪瘤)，应用 CT 检查比其他任何X 射线检查法均可靠，特别是增强扫描更能区别血管。CT 诊断纵隔肿瘤、淋巴结肿大准确性可达 90%以上。

(三)磁共振成像(MRI)

成像参数多，软组织分辨率高，切层方向灵活，图像无骨性伪影，安全可靠、无电离辐射损伤，对诊断纵隔肿瘤有独特之处。

(四)放射性核素检查

放射核素^{131}碘扫描，对异位甲状腺肿、甲状腺瘤的诊断很有帮助。

(五)纤维支气管镜或纤维食管镜检查

纤维支气管镜或纤维食管镜检查有助于明确支气管受压情况、程度，肿瘤是否已侵入支气管或食管，从而估计手术切除的可能性。经纤支镜定位，近隆嵴部用针吸肿大淋巴结，进行细胞学检查，常可鉴别良恶性。

(六)正电子发射扫描成像(PET)

在早期对发现肿瘤和确定原发与转移，肿瘤的恶性分级和疗效预测等都有重要的价值。PET 不但能对肿瘤定位，而且对区别病灶良恶性有价值。

(七)纵隔镜检查

纵隔镜检查能明确气管旁、隆突下有无肿大的淋巴结，并可行活组织检查明确病因诊断。

(八)经皮活检

紧靠胸壁的肿块如胸腺瘤、神经源性肿瘤可在 B 超或 CT 定位下行针吸细胞学检查或穿刺组织学检查，方法简便，阳性率高。

(九)颈淋巴结活组织检查

支气管淋巴结核和淋巴瘤常伴有周围淋巴结和颈淋巴结受累，活组织检查有助于诊断。

(十)剖胸探查

经各种检查未能明确肿瘤性质,但已除外恶性淋巴瘤者,在全身情况许可下,可行剖胸探查。

(十一)生化检查

所有前纵隔的患者,特别是年轻患者,应检查血甲胎蛋白(AFP)、β人绒毛膜促性腺激素(βHCG)和癌胚抗原(CEA)等。这些指标在恶性生殖细胞肿瘤、畸胎瘤和其他恶性肿瘤中升高。

(十二)诊断性放疗

经检查未能证实、但临床高度怀疑恶性淋巴瘤可试用放疗。恶性淋巴瘤对放射较敏感,照射20～30 Gy,肿瘤迅速缩小。

四、鉴别诊断

(一)中央型肺癌

中央型肺癌有咳嗽、咳痰等呼吸道症状,X射线表现为肺门肿块,呈半圆形或分叶状。支气管检查常能见到肿瘤,痰中可查到肿瘤细胞。

(二)纵隔淋巴结核

纵隔淋巴结核多见于儿童或青少年,常无临床症状。少数伴有低热、盗汗等轻度中毒症状。在肺门处可见到圆形或分叶状肿块,常伴有肺部结核病灶。有时在淋巴结中可见到钙化点。结核菌素试验常为阳性或强阳性,鉴别困难时,可短期诊断性抗结核药物治疗。

(三)主动脉瘤

主动脉瘤多见于年龄较大的患者。体检时可听到血管杂音,透视可见扩张性搏动。逆行主动脉造影或MRI可明确诊断。

五、治疗

病灶局限的恶性淋巴瘤,可行放疗。病灶广泛者,可进行化学疗法。其他纵隔肿瘤的治疗方法主要为手术切除。有些纵隔肿瘤如畸胎瘤、神经纤维瘤和胸腺瘤有恶变可能,术后应辅以放疗或化疗。

第四章

膈肌疾病

第一节　膈肌麻痹

膈肌麻痹是由于一侧或两侧的膈神经受损，神经冲动传导被阻断而产生的膈肌麻痹，导致膈肌异常上升和运动障碍。

一、病因

病因多样，以恶性肿瘤直接侵犯、颈椎疾病导致的压迫和外科手术或外伤等创伤性因素为最常见的病因。

二、病理改变

膈肌麻痹使膈肌处于松弛状态。由于胸膜腔的负压牵拉使膈肌被动延长和向上膨隆。长期膈肌麻痹可产生膈肌萎缩形成一层薄膜。最后形成后天性膈膨出。表现为薄膜状的膈肌与腹腔脏器明显向胸腔内膨升。

三、病理生理

从吸气肌肉的组成的角度来看，左右膈肌之间属于“并联”的连接，单侧的膈肌麻痹将会降低50%的膈肌力量，但仍然可以与肋间吸气肌肉等吸气肌肉共同维持相对有效的吸气肌肉功能；膈肌与肋间吸气肌肉之间属于“串联”的连接，双侧完全的膈肌麻痹将会导致整个吸气肌肉功能几乎丧失。肋间吸气肌肉的收缩，只能通过牵拉麻痹的膈肌产生的被动的张力，形成微弱的吸气力量，这是膈肌折叠术治疗双侧膈肌麻痹的理论基础。

四、临床表现

膈肌麻痹可以是单侧、双侧、完全性或不完全性。单侧完全性膈肌麻痹使膈肌升高和矛盾运动(吸气时患侧膈上升而健侧下降),但由于健侧膈肌的代偿,肺活量仅减少约30%。由于人体的肺通气功能有较大的储备能力,对平静状态或轻中度运动时的通气量无影响。因此,单侧膈肌麻痹者多数无症状,而在胸部X射线检查时发现膈肌升高和矛盾运动。部分患者主诉剧烈运动时有呼吸困难。左侧膈麻痹因胃底升高可能有嗳气、腹胀和腹痛等消化道症状。双侧完全性膈肌麻痹时,肺活量的降低通常超过80%,静息状态下的通气也受到明显的影响,导致明显呼吸困难、腹部反常呼吸(吸气时腹部凹陷)、呼吸费力和动用辅助呼吸肌肉。通常有发绀等呼吸衰竭的表现,甚至造成呼吸机依赖。由于肺膨胀受限和排痰无力,容易有反复肺炎和肺不张。

五、诊断

双侧完全性膈肌麻痹时的临床表现有一定的特征性,可以根据临床上严重的呼吸困难和腹部反常呼吸,结合有可能引起膈肌麻痹的基础疾病作出临床诊断。单侧膈肌麻痹者,尤其是不完全性麻痹者,临床上通常无症状,需要通过辅助检查来明确诊断。对膈肌麻痹有确诊意义的检查包括X射线胸部透视和摄片和膈神经电或磁波刺激诱发动作电位与跨膈肌压测定。

六、鉴别诊断

只要提高认识和警惕性,本症诊断不难。主要需要与膈肌膨出相鉴别,后者是膈肌局部或单侧薄弱,导致膈肌位置上升,但膈神经的功能存在,表现为吸气时仍然有一定程度的下降,诱发的膈神经复合动作电位存在;在成人应与肺底积液相鉴别。

七、治疗

本症病因广泛,治疗上应该首先争取明确病因,作针对性治疗。牵拉性和炎症性的膈神经麻痹,大部分患者可在4~7个月自然恢复。切断性或侵犯性(如恶性肿瘤)膈神经麻痹是永久性损害。单侧膈肌麻痹通常无明显的症状,无须特殊治疗。两侧膈肌麻痹引起严重呼吸困难和呼吸衰竭时,多数需用机械通气辅助呼吸。应该首选无创性鼻(面)罩正压机械通气或胸外负压通气。当无创机械通气不能达到理想的通气效果或有明显肺部感染时,应考虑作气管插管或切开。对于双侧膈神经永久性麻痹的患者,当基础疾病稳定时,可考虑作膈肌折叠术,可减轻呼吸困难。

第二节 膈膨出症

膈膨出症是由于膈肌部分或全部变薄并异常地上升至高位。先天性膈膨出症为膈肌部分或全部发育不全、膈肌纤维不同程度的麻痹、萎缩或缺如所致，变薄的部分由胸膜、筋膜和腹膜构成。后天性膈膨出症由肌纤维退化或萎缩所致，变薄的部分由弹性纤维组成。

一、诊断

(一)病史

1.先天性

因膈肌的胚胎发育异常，膈肌发育不全，造成全部或部分膈膨出，后者又可分为前部、后外侧部或正中部三部分。常合并其他畸形，如同侧肺发育不全、胃逆转、肠旋转不良和异位高肾等。

2.后天性

后天性为膈神经受损，一侧或双侧膈肌萎缩所致。常见的原因有肺癌转移到淋巴结，纵隔肿瘤、心包或心脏肿瘤、胸膜肿瘤等肿瘤侵犯或压迫膈神经；巨大的主动脉弓部瘤压迫左膈神经；肺炎、肺脓肿、纵隔炎、膈下感染和纵隔巨大的淋巴结结核等炎性病变损伤膈神经；颈胸部手术误伤、外伤等致膈神经受损及感染性多发性脊神经根炎、脊髓灰质炎、单纯疱疹、带状疱疹、白喉、酒精或铅中毒、变态反应等。

(二)临床表现

多数患者无症状，仅在X射线检查时才发现。膈膨出的主要症状包括呼吸及胃肠道两组非特异性症状。前者可表现为呼吸困难、咳嗽、喘鸣及反复发生的肺部感染；后者可表现为上腹饱胀、畏食、吞咽困难、反酸、恶心、呕吐、嗳气和间歇性肠梗阻等。双侧完全性膈膨出者临床表现重，呼吸困难、发绀和双侧呼吸动度减弱，甚至消失；特别是，婴幼儿的完全性膈膨出常有呼吸急促、不规则，啼哭或吃奶时呼吸困难加重甚至发绀，尤应引起注意。单侧膈膨出症状多较轻，查体时可发现呼吸动度受限，听诊无肺泡呼吸音，可听到肠鸣音，气管和心脏向对侧移位，平卧时可见健侧腹部在吸气时先鼓起，继而患侧鼓起，双侧活动明显不对称。

(三)X 射线检查

膈膨出症主要靠 X 射线检查做出诊断。胸透时可见患侧膈肌升高,轮廓清晰似一条光滑完整的曲线,活动受限或消失甚至矛盾运动,吸气时心脏向健侧移位。

二、鉴别诊断

根据上述表现和 X 射线检查可以明确诊断,但需与膈疝、肺脓肿、肺囊肿、心包囊肿和肺底积液,尤其是肿瘤所致膈肌麻痹,特别是单侧者相鉴别。

三、治疗

(1)膈膨出症内科保守治疗无效。

(2)无明显临床症状且肺功能良好者无须处理。

(3)有严重呼吸困难者需手术治疗。

(4)对不能接受手术的高位截瘫者可试用膈肌起搏器。

第三节 膈　疝

腹腔内或腹膜后内脏器官通过膈肌裂孔或膈肌缺损部位疝入胸腔称膈疝。膈疝分为 4 种:①先天性胸腹膜疝;②先天性胸骨旁疝;③创伤性膈疝;④食管裂孔疝。

一、先天性胸腹膜疝

膈肌由胸骨部、肋骨部和腰部 3 部分肌肉和筋膜组成,如膈肌发育不良,形成薄弱点或缺损,腹内脏器可从膈裂孔或缺损部位疝入胸腔。腹腔脏器由膈后外侧部的胸腹膜孔疝入胸内者称胸腹膜疝,由Bochdalek于 1848 年首先报道,故又称 Bochdalek 疝,约占先天性膈疝的 90%。胸腹膜裂孔位于膈的后外侧部,左右均呈三角形,尖端朝膈的中央部,底边在肾脏上方。疝内容有小肠、结肠、肾、脾、胃和肝等。

(一)诊断

1.病史

此病多见于婴幼儿,左侧多于右侧,可伴有其他先天畸形,如消化道异常。

2.临床表现

临床表现呈多样性，与膈肌裂孔的大小有关，裂孔小时可无症状，裂孔大时形成较大疝孔，使大量腹腔脏器，如胃、肠、大网膜、肝、脾和肾等疝入胸腔内，致心肺受压、移位，甚至导致肺发育不全，出现气促、发绀、心动过速、恶心、呕吐和腹痛等相应症状，重者发生呼吸循环衰竭。上述症状以进食时显著。

3.体格检查

患者胸部叩诊浊音或鼓音，可闻及肠鸣音。

4.胸部X射线检查

表现为膈面界限不清，单侧胸腔内可见肠曲充气或胃泡所致的不规则透明区，常伴多个液平面。

（二）鉴别诊断

本病应与肺囊肿、气胸和包裹性积液等相鉴别。可通过胃肠造影及人工气腹作出诊断。

（三）治疗

（1）首选手术治疗。延误手术时间增加死亡率，特别是对于婴幼儿，一旦明确诊断应及时手术。

（2）内科保守治疗无效。

二、先天性胸骨旁疝

腹腔脏器经Morgani孔疝入胸腔称先天性胸骨旁疝。胸骨旁裂孔位于胸骨后膈的前部，故也称胸骨后疝或前膈疝。本病较少见。由于膈肌先天性发育障碍，胚胎期横膈的胸骨后部分因发育不全或合并胸骨和肋骨发育不全而形成Morgani裂孔，左膈因有心包膈面相贴而增强，故此疝大多见于右侧。外伤腹内压突然增高也可引起此疝。

（一）诊断

1.病史

幼年发病或有外伤史。

2.临床表现

因疝内容多有腹膜疝囊，腹腔脏器很少疝入，故多表现为胸骨后疼痛或上腹部不适等轻微症状。出现狭窄或阻塞时则症状明显。

3.辅助检查

胸部X射线可见右前胸心膈角区有一向上隆起、边缘清晰的致密影，内含气体。

(二)鉴别诊断

注意与心包脂肪垫、心包囊肿、局部膈肌膨出和包裹性积液相鉴别。

(三)治疗

手术治疗。

三、创伤性膈疝

胸腹部直接的穿通伤、间接外力的挤压伤、挫伤和跌伤等均可引起膈肌破裂,腹内脏器由破裂处进入胸腔而形成创伤性膈疝。大多于创伤后立即发生,极少数在创伤后数月甚至数年后才被发现。手术或膈肌上、下感染也可引起膈肌破裂形成此疝。在上述情况下出现胸腹痛向肩部放射时,需警惕发生膈疝。

(一)诊断

1.病史

有创伤、手术史,偶有膈肌感染史。

2.临床表现

因创伤的轻重不同而异。有些患者可能因创伤较轻,膈肌虽有破裂但裂口较小,腹腔脏器在受伤当时不易进入胸腔,也无重要并发症而漏诊,伤后因查体或因胃肠道梗阻在手术时才发现。严重的胸腹伤致膈肌破裂,因膈肌血供丰富而致失血性休克。创伤性膈疝的症状除创伤症状外,主要是呼吸循环功能障碍,病情轻重与疝入胸腔的脏器多少及种类有关,严重者可出现低氧血症、呼吸困难、发绀和低血压,甚至死亡。

3.体格检查

体格检查可发现患侧叩诊浊音或鼓音,呼吸音减低,有时可闻及肠鸣音。纵隔向健侧移位。

4.辅助检查

胸腹部X射线检查是诊断所必需的。放置胃管后若在胸内出现胃管影则可明确诊断。慎行胸膜腔穿刺以免损伤疝入的内脏。

(二)治疗

一旦明确诊断,应立即予以手术治疗。

四、食管裂孔疝

胃贲门、胃底及胃前壁或全胃经膈肌的食管裂孔疝入膈上的后纵隔,即为食管裂孔疝,为各种膈疝中最常见者。本病又分为3型:①滑动型。胃贲门和胃体上部经扩大了的食管裂孔连同膈肌的食管韧带疝入后纵隔。当腹腔内的压力减低时，疝入的胃可自动回纳。这种可上可下来回滑动型膈疝，称滑动型食管裂孔疝。本型多见，常发生于中老年人。②食管旁型。胃、食管连接部仍在膈下，但胃底部疝入胸腔内。③短食管型。多为后天性，为食管炎纤维收缩所致，也可因先天性短食管所致。

(一)诊断

1.临床表现

食管裂孔疝多见于成年男性，其主要症状与胃液反流及其并发症有关，如饱胀感、嗳气和呕吐，尤以进食后及卧位时明显，大多数患者有胸骨后不适及疼痛感，呈刺痛和牵拉痛，严重时类似消化性胃、十二指肠溃疡，胆绞痛、心绞痛等，应予以鉴别。胃液反流还可引起咽痛、口腔烧灼痛，刺激声带可引起声音嘶哑。睡眠时反流可造成吸入性肺炎。胃液反流也可导致食管下段黏膜糜烂、溃疡和瘢痕狭窄而出现吞咽困难等食管炎表现。食管裂孔疝也可引起疝入内脏的绞窄、出血、坏死、穿孔。

2.体格检查

体格检查可有上腹压痛。

3.辅助检查

X射线钡剂检查可以确诊。纤维食管镜检查、食管测压及pH测定对诊断也有一定帮助。

(二)鉴别诊断

有消化道症状时应与消化性溃疡、胆囊炎、心绞痛等鉴别。

(三)治疗

内科治疗仅限于对症处理，治疗有赖于手术。

第四节 膈肌感染性疾病

膈肌感染性疾病多继发于膈肌周围感染性疾病，也可为全身性感染性疾病在膈肌的表现及创伤、术后合并感染，膈肌本身原发性感染少见。膈上感染常继发于肺炎、肺脓肿、脓胸等。膈下感染多见于腹腔感染，如肝脓肿及腹部手术后。

由于腹腔上部压力较下部为低，故感染性腹腔液体沿结肠旁沟向上延伸至膈下间隙形成脓肿，并可通过膈肌附近的淋巴引流或直接侵袭膈肌致化脓、坏死并发脓胸体格检查肺脓肿。

一、诊断

（一）病史

有膈肌周围感染、创伤、手术或全身性感染性疾病的病史。

（二）临床表现

在原发病的基础上可有发热、胸腹痛等表现，后者以呼吸时显著。

（三）实验室及其他辅助检查

胸部X线片表现为膈肌升高，活动受限，肺下部出现盘状不张、局部胸膜反应，甚至可见气液平面。也可出现肺部炎症浸润影及脓肿。值得注意的是，部分膈上的肺底积液X线片可表现为肺下界明显升高，似膈肌向上移位，称为假性横膈升高。可采用不同立位或卧位动态透视、摄片鉴别。也可通过B超、CT检查进行鉴别。血常规检查呈感染血象，血培养有助于明确病原菌，但原发性者常为阴性，血行播散者常为阳性。药敏试验有助于选择有效的抗生素。在影像学检查指导下进行穿刺涂片检查、细菌培养＋药敏试验有助于明确病原菌及选用适当的抗生素。应同时进行需氧菌、厌氧菌培养以及药敏试验。

二、治疗

（1）针对原发病进行治疗。

（2）全身应用有效抗生素。

（3）对于化脓性感染，可在影像学指导下进行引流、局部用药。

（4）全身支持治疗。

第五节　膈肌肿瘤

一、定义

膈肌的原发性肿瘤罕见，多为转移瘤，如肺癌、胃癌、肝癌、胆囊癌、结肠癌、盆腔或腹膜后恶性肿瘤均可直接侵犯或转移。膈肌原发肿瘤良性者以脂肪瘤多见，其次为间皮瘤、纤维瘤、畸胎瘤和错构瘤等。原发性恶性肿瘤以纤维肉瘤为多见。此外，膈肌上的肿块除肿瘤外尚有棘球蚴病、结核等。

二、诊断

(一)病史

有原发肿瘤或相关的病史。

(二)临床表现

良性肿瘤多无症状，在查体 X 射线检查时发现。恶性肿瘤常有胸痛，巨大者挤压肺引起呼吸困难，侵犯膈神经时疼痛可放射至肩部及上腹部，并伴有呃逆。肿瘤累及肺可引起咳嗽、咯血和气短。肿瘤向腹腔生长可产生胃肠道症状。如为转移瘤则原发肿瘤的临床表现常较突出。

(三)实验室及其他辅助检查

X 射线等影像学检查不仅有助于发现原发肿瘤，且见膈肌有肿块影，周围器官，如肺、肝和脾等常因受压而移位，可见膈肌麻痹，伴有胸腔积液或腹水。必要时，可行人工气胸或气腹检查以确定肿块的位置。胸腔镜或腹腔镜检查有助于确诊。

三、鉴别诊断

膈肌肿瘤应与膈疝、肺底肿瘤、膈下肿瘤和包裹性积液鉴别。

四、治疗

(1)良性肿瘤可通过手术切除肿块，预后良好。

(2)恶性肿瘤的治疗以手术为主，辅以化疗、放疗和免疫治疗等。转移性肿瘤以治疗原发肿瘤为主。预后因病理类型不同而异。

(3)膈肌肿瘤术后膈肌缺损应予修复。

第五章

通气调节异常疾病

第一节　高通气综合征

高通气综合征是呼吸系统的常见病。欧洲不同国家的统计数据表明，占门诊就诊人数的4%～11%。在我国，约占门诊患者的10%。随着中国经济快速发展和社会转型，发病率会逐渐增加。尽管患者有诸多症状，各种实验室检查结果正常，传统的生物医学模式无法将这类患者归类于任何疾病的范畴。长期以来，由于得不到正确诊断，又缺乏特异有效的治疗，为此患者承受很大的精神压力，查遍各大医院，甚至奔走几个大城市求医，为此支付高昂的医疗费用。这类疾病给患者带来的痛苦不比器质性疾病小。

一、高通气综合征的概念

高通气综合征特指以呼吸困难为突出表现，没有相应的器质性心肺疾病，伴随焦虑和过度通气的一组综合征。过度通气状态，即血气 $PaCO_2$ 的降低与高通气综合征是不同义的。很多器质性疾病，尤其是支气管哮喘、肺栓塞、甲状腺功能亢进等，都可伴随过度通气状态，血气 $PaCO_2$ 的降低，后者不属于高通气综合征的范畴。通过治疗原发疾病，过度通气状态可以随之缓解。以往把器质性疾病伴随的过度通气状态也归类于高通气综合征，无论从病因学、发病机制，还是从临床诊断和治疗的角度考虑，都不够确切。因此，在高通气综合征的诊断过程中，还应注意与上述器质性疾病引起的过度通气状态加以鉴别。

二、与焦虑障碍的关系

焦虑是高通气综合征患者的一大特征。根据美国精神病学学会的精神疾病分类标准(《精神疾病诊断和统计手册》第4版，DSM-Ⅳ)，大多数高通气综合征的患者又同时满足焦虑障碍的临床诊断标准。焦虑障碍归属于精神病学的范畴，包括惊恐障碍、广场恐怖、特殊恐怖、社交恐怖、强迫症、创伤后应激障碍、急性应激障碍、广泛性焦虑障碍和未特别指明的焦虑障碍几个不同亚型。研究表明，高通气综合征与焦虑障碍（特别是其中的惊恐障碍）诸多方面有着共同的基础。

高通气综合征和焦虑障碍的诊断都依赖于临床，主要根据典型的症状，在排除其他器质性疾病的前提下，作出临床诊断。高通气综合征与惊恐障碍的症状基本相似。所不同的是，惊恐障碍的诊断更强调精神焦虑，要求预料不到的强烈恐惧感和焦虑，突然出现，迅速达到高峰，持续数分钟或数十分钟；同时伴随着躯体症状。而高通气综合征的诊断则更加偏重躯体症状。

从呼吸生理的角度来看，无论高通气综合征或焦虑障碍，呼吸调节的不稳定性是他们的共同特征。显然，共同的发病机制作用于高通气综合征和焦虑障碍。高通气综合征与焦虑障碍几乎是同义的，它涵盖了焦虑障碍的几种亚型，其中的惊恐障碍应该属于高通气综合征的急性加重。作为诊断名称，高通气综合征更适宜于综合医院，因为它能把患者和医师的注意力集中到躯体症状与呼吸调节异常之间的因果联系上。

三、发病机制

近年来对高通气综合征发病机制的研究有很大进展，呼吸中枢调节异常在高通气综合征发病机制中的作用越来越受到重视。呼吸的主要功能之一是维持血浆二氧化碳分压（$PaCO_2$）在一狭窄而稳定的生理范围内。这一功能是通过以下几个过程实现的：肺泡内气体的节律性更新，通过肺泡膜与血液的气体交换，气体在血液中的运输，与组织的气体交换。呼吸受控于中枢的调节，包括代谢的负反馈调节和高级中枢神经系统的前反馈调节，后者在呼吸调节中的作用是近年来才逐渐被认识的。传统的代谢性负反馈调节主要在 NREM 睡眠期和麻醉状态下发挥优势调节作用，$PaCO_2$、PaO_2 和 pH 的异常通过外周和中枢的化学感受器作用于脑干呼吸中枢，使通气发生相应变化。代谢调节的特点是：负反馈调节，先有的变化（特别是 $PaCO_2$、PaO_2 和 pH 的异常），而通气的改变随后发生，导致血气的波动和不稳定性。有学者认为正是由于负反馈调节的不足，人类才有可能形成前反馈调节。醒觉状态下，高级中枢神经系统（大脑皮质、大脑边缘系统、下丘脑）发挥优势调节作用。使机体能适应内外环境的变化，在讲话、唱歌、饮食、思维、运动等活动中，避免了通气过度或通气不足。高级中枢神经系统调节的特点是:前反馈调节,通气的变化先于代谢的变化。

高通气综合征的患者,由于明显的精神焦虑,呼吸驱动过强,呼吸调节丧失了应有的稳定性。当呼吸受到刺激,出现一过性过度通气。过度通气呼出大量的 CO_2,$PaCO_2$ 迅速降低,血浆碳酸氢盐相对增加,机体通过两种途径来代偿,以维持 pH 的恒定,即细胞外液的缓冲系统(碳酸氢盐、血红蛋白和血浆蛋白)和肾脏代偿。由于细胞外液的缓冲调节很有限,而肾脏的代偿需要数天时间,因此低碳酸血症和呼吸性碱中毒几乎是立即发生的。低碳酸血症最直接、最严重的危害是收缩脑血管,导致脑血流下降、脑缺氧。碱血症使血红蛋白氧解离曲线左移,血红蛋白氧的亲和力大大增加,氧合血红蛋白在组织中难于解离释放而造成组织缺氧。脑缺氧出现神经系统症状,如头昏、视物模糊、黑蒙、眼前发黑甚至晕倒。碱血症继发血清游离钙降低,可出现手足和上下肢的麻木、强直、痉挛和抽搐。严重的碱血症可引起心肌缺氧、心电图ST-T改变和快速心律失常。

四、临床表现

高通气综合征的症状累及多器官系统,严重程度不一,具有诊断的特异性。多数患者有心因性诱因:精神紧张、焦虑或心理压力大等。临床多为慢性过程,伴急性发作。急性发作时间多为 10~30 分钟,严重时长达 1 个多小时,多自然缓解。临床上可以表现为短期内频繁的症状发作,而另一时期又有较长的相对缓解期,迁延为慢性。严重发作时患者有濒临死亡的感觉,常常急诊就医。尽管临床症状很重,尚未见到由于高通气综合征而死亡的报道,主要影响患者的社会功能。经过正确的诊断和处理,患者预后常常较好。

(一)呼吸系统

憋气、吸不到底、胸部发紧或“堵”是高通气综合征患者的常见症状。典型患者表现为Ⅲ级以上的呼吸困难,没有相应的呼吸、心血管和其他引起呼吸困难的器质性病因,呼吸困难呈发作性,严重程度与体力活动无明显关系,伴随症状有头晕、肢体麻木等,发作时濒死感。体检可见患者呈现呼吸频率忽快忽慢、节律不均匀,频繁的叹息样呼吸。患者习惯于胸式呼吸,胸部上三分之一和颈部辅助呼吸肌参加呼吸运动,腹式呼吸基本消失。由于肋间肌负荷过重,收缩过度或疲劳,可出现胸部不适甚至胸痛,需要与冠心病、心绞痛鉴别。

(二)心血管系统

由于症状急性发作时常有胸部不适、心跳加快、心搏增强、手脚冰冷和濒临死亡感,患者常首诊于心血管专科急诊。鉴别诊断应注意:①高通气综合征患者年龄多为 20～40 岁，女性多于男性。②虽反复多次发作，但 ECG 以及各种心脏结构和功能方面的检查均正常。③焦虑心情，疑有“心脏病发作”，是这类患者的特征。医师的警觉性常常是正确诊断的关键。

(三)神经系统

神经系统典型表现为发作时手足和上下肢的麻木、四肢强直甚至晕厥。少数患者有头晕的症状，患者常常描述为“眼前发黑”，尤其是从蹲位或坐位突然站起时明显，患者并不感到周围环境在转动，以资与眩晕加以鉴别。

(四)其他表现

精神症状包括焦虑、恐惧、疑病心态非常多见，不少患者有长期失眠问题。

五、诊断和鉴别诊断

有经验的医师常常根据病史和症状的描述就可以诊断。面对有诸多心身症状的患者，尤其有突出的呼吸困难(Ⅲ级以上)，经过系统体格检查、胸部 X 射线、动脉血气、肺功能(流速、肺容积、气道阻力、CO 弥散)、心电图、超声心动图等实验室检查没有发现明显异常时，应考虑到高通气综合征。鉴别诊断应注意与肺栓塞和上气道梗阻的鉴别，必要时须进行 V/Q 显像和三维上气道成像，以减少误诊。轻症支气管哮喘患者容易被误诊为高通气综合征，这类患者肺功能检查气道阻塞甚轻，而呼吸困难症状重，二者不平行，对支气管哮喘的治疗反应差，原因可能与茶碱类、β_2 受体激动剂、肾上腺糖皮质激素的致焦虑作用有关。

六、治疗

(一)腹式呼吸训练治疗

腹式呼吸训练治疗的概念(或呼吸治疗、呼吸再教育)早在 1938 年由 Soley 和 Shock 提出，是目前普遍接受的有效治疗措施。治疗分 3 个步骤：①向患者解释症状与过度通气之间的联系，症状是由过度通气所引起的，以此来说服患者高通气综合征的诊断和该疾病的性质，解除患者精神负担，消除恐惧心理。②患者需要学习正确的呼吸方法，即腹式呼吸、缓慢呼吸，通过减慢呼吸频率减少或消除过度通气的倾向性。③患者需要接受 20 次呼吸训练，在 2～3 个月内完成。该治疗措施在缓解患者症状、减少发作频率和强度方面有很好的疗效，经过 2～3 个月的治疗，60%～70%患者的症状得以缓解。1～2 年以后随访，远期疗效很稳定，复发率较低。腹式呼吸训练治疗成功缓解症状的机制在于降低呼吸频率。高通气综合征急性发作期的治疗是大家熟悉的面罩(或袋囊)重呼吸疗法，通过增加呼吸无效腔，使 $PaCO_2$ 增加，通气减低，症状迅速得到缓解。

(二)精神药物治疗

高通气综合征一经诊断，首选腹式呼吸训练治疗，尤其是躯体症状突出的患者，尽可能减少精神药物治疗。对青少年患者应该尽可能避免精神药物治疗。精神药物治疗与腹式呼吸训练治疗相比具有疗程长、容易形成心理依赖、撤药反跳和复发率高的缺点。约有 1/4 的患者对腹式呼吸训练治疗反应较差。这类患者焦虑突出，而躯体症状不明显；同时伴有抑郁，诊断时没有被识别出来。这类患者应该在精神专科医师指导下使用精神药物治疗。常用的药物有下列几种。

1.苯二氮䓬类(BZD)

苯二氮䓬类药物能有效地减轻焦虑，其中的阿普唑仑一向被认为是有效抗惊恐药物(an-ipanic agent)。阿普唑仑用量由 0.25～0.5 mg，每天 3 次开始，4～6 天后依病情需要和耐受状况调整用量。其他常用的药物还有地西泮、艾司唑仑、劳拉西泮。BZD 治疗焦虑简便易行，疗程充分后疗效明确。但 BZD 治疗存在许多缺点难以克服。最突出的缺点是镇静性强，依赖潜力高，连续服用 4～8 周后即出现撤药反应。因此，在治疗显效后即刻拟定减药方案。即便如此，减药过程中仍有近 1/3 的患者出现症状反跳。少数患者难以彻底摆脱 BZD，终身服药。此外，高龄患者更难以耐受较大剂量的 BZD，在治疗中易出现食欲下降，疲乏无力，注意力难以集中，记忆障碍，全身软弱甚至摔倒等情况。

2.选择性 5-羟色胺再摄取抑制剂(SSRI)

帕罗西汀(赛乐特)用药从低剂量开始，在 6 周内增至充分治疗日用量，即帕罗西汀 20～60 mg。帕罗西汀对惊恐障碍疗效明确而耐受良好，可以减少发作频率，能改善本症伴随的焦虑不安、抑郁等症状。帕罗西汀的优点在于不良反应轻，而且耐受良好。与传统的治疗惊恐障碍药物阿普唑仑比较，帕罗西汀依赖潜力低，复发率仍较高。据最近观察，使用帕罗西汀治疗 3 个月后，再连续服药 3 个月只有 5%复发，将帕罗西汀改为安慰剂有 30%～50%复发，应该重视药物的巩固性治疗，以减少复发。

西酞普兰(喜普妙)是近一段时间来综合医院使用较多的 SSRI 制剂，由于西酞普兰的抗焦虑疗效较差，对躯体症状突出的患者尤其适宜。西酞普兰的治疗用量 20 mg，每天 1 次，服药方便，半衰期长约15 天，起效慢，服药两周起效，多数患者服药 1 个月后症状开始改善。不良反应小，安全性较好，患者耐受性好。建议疗程为 6～9 个月。

(三)认知行为疗法

认知行为疗法作为一种独立的治疗方法,已用于治疗高通气综合征,无论单独或是与其他治疗合用,都是一种有效的方式,且在多数研究中显示,中断治疗后较少复发。认知行为治疗是在对患者进行疾病知识的系统教育后,让患者逐渐暴露于使其焦虑的实际场景并学会一种自控。目前,认知行为治疗在我国综合性医院尚没有广泛推广应用。

第二节 睡眠呼吸暂停低通气综合征

一、概述

睡眠呼吸暂停低通气综合征包括阻塞型睡眠呼吸暂停低通气综合征(obstructive sleep apnea-hypopnea syndrome,OS-AHS)、中枢型睡眠呼吸暂停综合征(central sleep apnea syn-drome,CSAS)、睡眠低通气综合征(sleep hy-poventilation syn-drome,SHS)等。临床上以 OSAHS 最为常见。OSAHS 主要表现睡眠时打鼾并伴有呼吸暂停和呼吸表浅,夜间反复发生低氧血症、高碳酸血症和睡眠结构紊乱,导致白天嗜睡,记忆力下降,并可引发心脑肺血管并发症乃至多脏器损害,严重影响生活质量和寿命。国外资料显示,OSAHS 在成年人中的患病率为 2%~4%,国内多省市流行病学调查结果显示 OSAHS 患病率大约为 4%。目前认为 OSAHS 是全身多种疾病的独立危险因素。而目前广大患者和医务工作者对本病的严重性、重要性和普遍性尚缺乏足够的认识。同时临床诊治中也存在许多不规范的情况。

二、相关术语定义

(一)睡眠呼吸暂停(SA)

睡眠过程中口鼻呼吸气流均停止 10 秒以上。

(二)低通气

睡眠过程中呼吸气流强度(幅度)较基础水平降低 50%以上并伴有血氧饱和度(SaO_2)较基础水平下降≥4%,持续 10 秒以上。

(三)OSAHS

每夜7小时睡眠过程中呼吸暂停及低通气反复发作在30次以上,或睡眠呼吸暂停低通气指数(apnea-hypopnea index,AHI)≥5次/小时,睡眠呼吸监测时虽有胸腹运动但无呼吸气流。

(四)觉醒反应

睡眠过程中由于呼吸障碍导致的觉醒,可以是较长的觉醒而使睡眠总时间缩短,也可以引起频繁而短暂的微觉醒,但是目前尚未将其计入总的醒觉时间,可导致白天嗜睡。

(五)微觉醒

睡眠过程中持续3秒以上的EEG频率改变,包括θ波、α波和/或频率大于16 Hz的脑电波(不包括纺锤波)。

(六)睡眠片段

反复醒觉导致的睡眠不连续,破坏正常的睡眠结构。

三、病因和主要危险因素

引起睡眠呼吸暂停和低通气的因素很多,可以简要归纳如下。

(1)肥胖:体重超过标准体重的20%或以上,体重指数(body mass index,BMI)≥24 kg/m^2。

(2)年龄:成年后随年龄增长患病率增加;女性绝经期后患病者增多,70岁以后患病率趋于稳定。

(3)性别:更年期之前男性患病者明显多于女性。

(4)上气道解剖学异常:包括鼻腔阻塞(鼻中隔偏曲、鼻甲肥大、鼻息肉、鼻部肿瘤等)、Ⅱ度以上扁桃体肥大、软腭松弛、悬雍垂过长、过粗、咽腔狭窄、咽部肿瘤、咽腔黏膜肥厚、腺样体增生、舌体肥大、舌根后坠、下颌后缩、颞颌关节功能障碍及小颌畸形等。

(5)家族史:部分患者具有明显家族遗传倾向。

(6)长期大量饮酒和/或服用镇静催眠药物。

(7)长期重度吸烟。

(8)其他相关疾病:包括甲状腺功能低下、肢端肥大症、垂体功能减退、淀粉样变性、声带麻痹、其他神经肌肉疾病(如帕金森病)、长期胃食管反流等。

四、发病机制

（一）上气道解剖结构异常

上气道机械性狭窄对睡眠中上气道的塌陷和闭合起到重要作用，而上气道解剖结构的狭窄则是发生机械性狭窄的病理学基础。CT 和 MRI 等影像学检查显示 OSAS 患者咽部的口径和容积均小于对照组。上气道任何部位或水平的狭窄，如鼻腔肿瘤、鼻甲肥大、鼻中隔偏曲、扁桃体肥大、软腭肥大下垂、舌体肥大等都可以发生睡眠呼吸暂停。咽部是上气道梗阻的好发部位。可以单独发生在咽部的一个水平或同时发生在两个以上水平。上气道塌陷部位会随睡眠的不同分期和睡眠的体位不同而发生变化。肥胖与 OSAHS 发生密切相关，主要是由于脂肪在咽部气道周围的沉积形成对气道挤压的缘故。上气道狭窄的直接影响是气道内气流加速和跨腔压增加，构成上气道闭合和塌陷的力学基础。

（二）睡眠对上气道的影响

OSAHS 患者在清醒状态下尽管存在上气道狭窄，但并不打鼾和发生呼吸暂停。正常人清醒时上气道阻力和流速关系曲线与睡眠时无明显差别；而 OSAHS 患者清醒与睡眠状态则存在显著不同。提示 OS-AHS 患者在睡眠状态下上气道功能发生了很大变化。OS-AHS 患者保持咽腔开放的重要机制在于上气道扩张肌吸气相收缩活动增加和张力增高，而在睡眠状态全身肌肉活动和神经肌肉反射减弱（包括上气道扩张肌）。上气道扩张肌肉张力减低、上气道腔内径减小，咽腔侧壁顺应性增加。睡眠状态时 OSAHS 患者上气道扩张肌对于胸腔负压和气道阻力增加的反射减弱或消失，REM 期更为明显。由于保持上气道开放力量降低或消失，在胸腔负压作用下更容易发生塌陷和闭合。发生睡眠呼吸低通气和呼吸暂停时，高气道阻力、低氧和高二氧化碳的刺激使呼吸肌缩力明显增强，无疑会大幅度增加胸内和上气道的腔内负压，促成上气道塌陷。同时睡眠呼吸暂停的发生还与咽腔扩张肌同膈肌收缩不同步、配合不协调有关。

（三）气道呼吸力学的改变

研究表明引起 OSAHS 患者上气道关闭的因素有很多，解剖学因素固然是一个重要的方面，但更重要的还是功能性改变，因此应当重点研究引起上气道关闭的功能因素和机制。上气道的开放与关闭由以下几方面因素决定：管腔内压、管腔外压、跨壁压和管壁的顺应性等。呼吸过程中上气道的腔内压主要决定于吸气肌的收缩力。其收缩力越大，管腔内压力越低，腔内压越低管腔越容易塌陷或闭合。管腔外压力由颌面部器官和组织的重力与围绕在气道周围的脂肪沉积构成,腔外压力越大,管腔越容易塌陷和闭合。跨壁压是管腔外压力与管腔内压力之差,跨壁压越大管腔越容易塌陷。上气道的开放与闭合主要是跨壁压与管壁顺应性相互作用的结果。管壁的顺应性决定于管壁自身的张力。上气道扩张肌收缩力减低或松弛会使管壁顺应性增加,气道趋向狭窄。环绕上气道的组织对上气道黏膜的牵拉力也是对抗胸腔负压,保持气道开放的一种力。管腔狭窄会使腔内流速加快,速度越快腔内压力越低,跨壁压越大,管腔越容易闭合。顺应性增加形成的上气道狭窄、阻力增加及通气不足会反射性地引起呼吸肌收缩力的增强,出现上气道内压异常减低和跨壁压异常增高,最终发生上气道的不完全或完全闭合。咽部黏膜的表面张力具有阻止上气道重新开放和促成、维持咽腔气道塌陷的作用。一旦发生气道完全闭合,则会维持于呼气相和吸气相的全过程。咽部黏膜层的增厚是反复发生的压力变化和打鼾损害的结果。

临界压(critical pressure,Pcrit)是上气道完全闭合瞬间吸入气流为零时咽部气道内的压力(腔内压)。用以定量表示上气道倾向于闭合的趋势和严重程度,其大小与上气道梗阻部位以上和以下(胸内)的压力,及上气道阻力等因素相关。正常人清醒时 Pcrit<-41 cmH_2O,睡眠时为-13 cmH_2O;OSAHS 患者清醒时为-40~-17 cmH_2O。发生睡眠低通气和呼吸暂停时分别为-1.6 cmH_2O 和 2.78 cmH_2O,明显高于正常人。

(四)上气道顺应性对 OSAHS 的影响

上气道顺应性是决定患者上气道管腔压的重要因素,咽部是一个缺乏骨和软骨支持的管腔型器官,决定了它具有较高的顺应性和易塌陷性。清醒状态下 OSAHS 患者上气道顺应性正常或低于正常水平,睡眠状态时上气道顺应性增加,在高的跨壁压和吸气负压作用下极易闭合和发生呼吸暂停。除上气道扩张肌相关的神经肌肉因素外,上气道血流灌注状态对上气道的顺应性也有影响。

(五)神经肌肉因素

上气道的开放有赖于上气道的通畅程度,包括咽部扩张肌功能正常和神经肌肉反射功能正常。而咽腔狭窄者咽腔的开放则很大程度上依靠扩张肌收缩来维持,任何程度的扩张肌收缩活动减弱或消失都会明显增加上气道的阻力,导致上气道进一步狭窄和塌陷。CSA 的发生主要是由于脑干呼吸控制中枢障碍致使呼吸冲动发放障碍和紊乱,具体细节目前尚不完全清楚。男性、高龄、低碳酸血症者易发生 CSA,此外发现慢性充血性心力衰竭患者容易发生 CSA。

患者睡眠时呼吸暂停短则10秒，长则2分多钟。首先，长时间反复发生呼吸暂停低通气可导致间断低氧血症，血氧饱和度可降到60%～80%。严重低氧可引起儿茶酚胺、肾素-血管紧张素和内皮素分泌增加，微血管收缩，血管内皮细胞损害，胸内压大幅度波动，内分泌功能紊乱，自主神经调节功能失调，血流动力学和流变学改变，微循环异常，使组织器官缺血、缺氧加重而导致多系统器官损害。同时，反复发生重度呼吸暂停也会引起 CO_2 潴留和呼吸性酸中毒。其次，由于睡眠过程中不断出现睡眠中断，睡眠质量下降，因而白天嗜睡，严重时出现各种神经、精神症状。再次，睡眠重度打鼾，上气道阻力增加，患者张口呼吸，会引起咽喉部慢性感染。此外，呼吸暂停时胸膜腔内负压增加，引起或加重胃食管反流。

五、病理

睡眠呼吸暂停低通气患者发生的病理改变大致可分为三大方面。

(1)本身的病理改变，如鼻中隔偏曲、鼻甲肥大、鼻息肉、扁桃体肥大、腺样体增生、悬雍垂水肿肥大、舌体肥大等，以及某些相关疾病如甲状腺功能低下、肢端肥大症、淀粉样变性等发生的各种病理改变。

(2)由于长期反复打鼾对上气道组织损害引起的炎性改变，外观可见咽部黏膜充血、水肿、咽腔不同程度狭窄，镜下可见多种炎症细胞浸润，主要是淋巴细胞。

(3)睡眠呼吸暂停低通气引起的靶器官损害或合并症时相应病理改变，包括心肌、全身血管，特别是冠状动脉、颈动脉、脑动脉、肾动脉、眼底动脉发生粥样硬化、狭窄、阻塞等，因其变化与冠心病及动脉粥样硬化类似，故不作重复介绍。

六、临床表现

夜间睡眠过程中，打鼾且鼾声不规律，呼吸及睡眠节律紊乱，反复出现呼吸暂停及觉醒，自觉憋气，夜尿增多，晨起头痛，头晕，口干，白天嗜睡明显，常常出现难以抑制的嗜睡，记忆力下降；严重者出现心理、智能、行为异常等。近年来逐渐认识到本病是一种全身性疾病，可以引起多种靶器官损害，即引发心脑肺血管合并症等。兹将相关靶器官损害简介如下。

(一)OSA与高血压

多项大规模人群调查显示OSA与高血压相关，甚至是因果关系。约50%的OSA患者患有高血压，至少30%的高血压患者伴有OSA。这部分患者的OSA多被漏诊，贻误治疗。一项历时4年的随机对照研究显示，OSA患者4年后高血压发生率明显增高，睡眠呼吸暂停低通气指数(AHI)≥15次/小时的患者,4 年中发生高血压危险性是无睡眠呼吸暂停人群的 3 倍。即使对基础血压、体重指数、年龄、性别、吸烟和饮酒等因素校正后,高血压的发生与睡眠呼吸紊乱严重程度仍旧密切相关。顽固性高血压患者中有 83%为 OSA 患者,这种高血压与 OSA 关系更为密切。国内 20 家三级甲等医院流行病学调查显示,OSA 组高血压发生率为 49.3%,对照组为23.5%,前者是后者的 2.2 倍。同时发现 AHI 对高血压患病率的影响独立于年龄、性别、BMI 和高血压家族史等因素,此外发现很大比例的 OSA 患者显现为夜间和晨起高血压,即血压昼夜节律呈反杓型。新近研究结果显示昼夜血压呈非杓形节律改变时患者发生靶器官损害的危险性显著增加。与"杓形"血压节律人群比较,非"杓形"血压节律者存活率明显减低。因此 2003 年美国高血压评价和防治委员会第七次报告中已经明确将 OSA 列为继发性高血压主要病因之一。如果有效解决了 OSA 患者的高血压问题,将是高血压整体防治策略的重大突破。

(二)OSA 与冠心病

OSA 合并冠心病常常表现为夜间心绞痛或夜间发生急性心肌梗死。流行病学研究结果显示 OSA 患者冠心病患病率为 20%～30%,AHI 是预测冠心病死亡的独立危险因素,合并 OSA 的冠心病患者 5 年病死率比对照组增加 62%。睡眠心脏健康研究(SHHS)中大样本多中心研究结果进一步证实了 OSA 与冠心病和心肌梗死显著相关。国内报道冠心病患者中 OSA 患病率为 33.5%,相应治疗 OSA 对于冠心病也有良好的作用,主要表现为心血管事件减少,病死率下降。

(三)OSA 与心律失常

心率快-慢交替是 OSA 患者睡眠时最典型的心电图改变。严重 OSA 患者发生夜间复杂性心律失常的风险是非 OSA 患者的 2～4 倍。OSA 本身是导致夜间心律失常的原因之一。80%以上的患者在呼吸暂停期间有明显的窦性心动过缓,一半以上的重度 OSA 患者会出现包括窦性停搏、二度房室传导阻滞、频发室性期前收缩及短阵室性心动过速等各种心律失常。但是许多合并严重缓慢性心律失常的重度 OSA 患者接受心脏电生理学检查时,并未发现窦房结及房室传导功能有何异常。相反,缓慢型心律失常患者中 OSA 的检出率增加,房室传导阻滞患者中 68%存在睡眠呼吸暂停。因此目前认为对于传导功能正常的 OSA 患者治疗 OSA 应成为缓慢性心律失常一线治疗的重要部分。对于拟进行心脏起搏治疗的缓慢性心律失常,特别是夜间心律失常为主者,如确诊为 OSA 可进行试验性 CPAP 治疗，无效后再考虑进行起搏治疗。近期研究显示，重度 OSA 患者房颤的发生率为 5%，而非 OSA 者只有 1%。SHHS 研究（Sleep Heart Health Study）中 AHI>30 次/小时者房颤发生率增加 4 倍。151 例房颤患者中 49%患有 OSA，而 373 例非房颤者中只有 32%合并 OSA。复律后 CPAP 治疗可以显著降低房颤的复发率。一项以社区人群为对象的调查研究发现，合并 OSA 者短阵室速（5.3%及 1.2%，P=0.004）及多发室性期前收缩如二联律、三联律甚至四联律（25%及 14.5%，P=0.002）的发生率均显著增高。对 107 例应用 CPAP 治疗的 OSA 患者心血管疾病病死率的长期随访，结果显示 7 年后对 CPAP 治疗顺应性好者病死率为零，而差者为 7%。Gami 等发现一半的 OSA 患者死于睡眠中，无 OSA 者只有 21%，而且这种死亡的时间模式与 OSA 的发病规律直接相关。

（四）SA 与心力衰竭

OSA 是促进、诱发、加重心力衰竭的高危因素。未经 CPAP 治疗的 OSA 是心力衰竭患者病死率增加的独立危险因素。心力衰竭患者中 CSA 患病率很高，且常常以陈施呼吸（Cheyne-Stokes respiration，CSR），即 CSR-CSA 形式出现。CSR 最多见于慢性充血性心力衰竭患者，也可见于脑血管疾病和急性心力衰竭患者；CSR 又会进一步加重心力衰竭。心力衰竭患者中 CSR-CSA 的发生率高达 30%～40%，其严重程度与心功能受损程度呈线性相关。国内的流行病学研究显示 CSA 在心力衰竭中的患病率为17.6%～65%。心力衰竭患者中发生 CSA 的主要危险因素包括：男性、低碳酸血症、房颤、老龄、严重左心室功能受损、NYHA 分级≥Ⅲ级、BNP 升高。在控制了所有潜在危险因素后，CSA 是影响心力衰竭预后进程的独立危险因素。心力衰竭患者 CSA 的 AHI≥30 次/小时，同时合并左心房扩大，其病死率将增加 2 倍以上。因此 CSA 可作为心力衰竭病情恶化的预警信号。

（五）OSA 与 2 型糖尿病

OSA 患者中糖尿病的患病率>40%，而糖尿病患者中 OSA 的患病率可达 23%以上，而某些类型的睡眠呼吸障碍（sleep disordered breath，SDB）中可高达 58%。法国 1 项男性睡眠状况调查发现，多导睡眠图（poly somno graphy，PSG）诊断的 OSA 患者 AHI 超过 10 次/小时者较非 OSA 者更易发生糖调节受损和糖尿病。睡眠心脏健康研究发现睡眠时血氧饱和度下降与空腹血糖和口服糖耐量试验（OGTT）2 小时血糖浓度显著相关，校正肥胖参数后，OSA 的严重程度与胰岛素抵抗(insulin resistance)程度相关。Wisconsin睡眠系列研究发现,不同程度的OSA(通过校正肥胖参数后)由轻到重度OSA者均与2型糖尿病相关。两项大规模研究发现打鼾是10年后发展为糖尿病的独立危险因素。另有大量研究表明,无论OSA的病程长短,均与糖尿病的发生相关。已经证明糖尿病患者的睡眠片段和睡眠质量是糖化血红蛋白(HbA1c)的重要预测指标。持续正压气道通气(continuous positive air way pressure,CPAP)可改善胰岛素敏感性,有助于控制血糖和降低HbA1c。

(六)OSAHS与脑卒中

OSAHS患者因脑动脉硬化,血液黏度增高,低氧时血小板聚集性增强,加之脑血流缓慢,易发生夜间缺血性脑卒中。其次OSA患者夜间血压升高,颅内压增高而出现脑出血。因此认为鼾症是缺血性脑卒中的一种危险因素,若伴有呼吸暂停,这种相关性更显著。

(七)OSAHS与痴呆症

96%老年OSAHS患者有不同程度的痴呆,认为是与呼吸暂停、严重低氧血症导致大脑半球特别是皮质和皮质下功能的损害有关。

儿童可因长期睡眠呼吸暂停,影响智力发育,反应迟钝,记忆力下降而出现痴呆症。

(八)OSAHS与神经精神异常

因低氧血症引起运动兴奋性增强,睡眠中惊叫、躁动、不宁腿综合征。OSAHS还可引起躁狂症和抑郁症,出现语言功能障碍、口齿不清、晨间头痛、白天嗜睡、行为改变、性格异常。

(九)OSAHS与癫痫

睡眠中反复觉醒,夜间辗转不安,易诱发癫痫。

(十)OSAHS与呼吸衰竭

OSAHS患者呼吸中枢和呼吸肌功能失调,肺通气功能下降,出现严重呼吸困难症状和体征,如发绀、抽搐、肺水肿、低氧血症和高碳酸血症,呼吸暂停时间过长,可出现急性呼吸衰竭。

(十一)OSAHS与夜间哮喘

发生呼吸暂停后患者必然用力吸气,这时胸腔负压增加,迷走张力升高,导致支气管收缩。强烈的支气管收缩和高反应性可引起哮喘。OSA可引发夜间哮喘,哮喘发作之前常有严重打鼾和呼吸暂停。此外由于呼吸暂停刺激咽喉、声门处神经受体引起反射性支气管收缩和哮喘。目前 OSA 成为难治性哮喘的重要原因。

(十二)OSAHS 与肺心病

OSAHS 患者不但睡眠时肺动脉压升高,白天亦升高,肺功能、肺动脉高压与 PaO_2 和 $PaCO_2$ 显著相关。长期肺动脉高压可引起右心室肥厚而致肺心病。OSA 可以合并 COPD,临床上称为重叠综合征,这类患者病情进展更快,病情更严重,病死率更高。

(十三)睡眠呼吸暂停对其余各系统的影响

(1)长期慢性间歇低氧可以引起肾功能损害、夜尿增多及遗尿。

(2)不明原因红细胞增多症。

(3)夜间反复发生胸内压波动引起或加重胃食管反流疾病。

(4)OSA 还可引起性功能障碍,包括性欲降低,阳痿等,以致造成婚姻破裂。此外,OSA 还可加重肢端肥大症,引起或加重甲状腺功能减低。

(5)OSAHS 患者睡眠质量较差,有效睡眠减少,白天嗜睡:驾车时常因打瞌睡而出现车祸,可造成严重的自身和他人伤亡,给社会带来很大危害。Findley 研究报告 OSAHS 驾驶员车祸发生率是无 OSAHS 驾驶员的 7 倍。因打瞌睡而造成车祸的死亡率却占交通事故死亡率的 83%。

七、体检和常规检查项目

(1)身高、体重:计算 BMI=体重(kg)/身高^2(m^2),注意体脂分布特点。

(2)体格检查:包括血压、颈围、腰围、颌面形态、鼻腔、咽喉部检查;特别注意有无鼻甲肥大、鼻中隔偏曲、下颌后缩、小颌畸形、咽腔狭窄、扁桃体肥大、腺样体肥大以及舌体肥大;心、肺、脑、神经系统检查等;必要时进行 24 小时动态血压测定。

(3)血细胞计数:特别是红细胞计数、血细胞比容、平均红细胞体积、平均红细胞血红蛋白浓度。

(4)动脉血气分析。

(5)空腹血脂、血糖测定。

(6)X 射线头影测量(包括咽喉部测量)及 X 射线胸片。

(7)心电图:必要时进行 24 小时动态心电图监测。

(8)病因或高危因素的临床征象。

(9)可能发生合并症的临床征象。

(10)部分患者应检查甲状腺功能。

八、辅助检查

(一)多导睡眠图(polysomnography,PSG)监测

1.整夜 PSG 监测

整夜 PSG 监测是目前诊断 OSAHS 的标准方法,常规用于 OSAHS 诊断。包括二导脑电图(EEG)、二导眼电图(EOG)、下颌肌电图(EMG)、心电图(ECG)、口鼻呼吸气流、胸腹呼吸运动、血氧饱和度(SaO_2)、体位、鼾声、胫前肌 EMG 等,正规监测一般需要整夜不少于 7 小时的睡眠。适应证:①因肥胖、打鼾临床上怀疑为 OSAHS 者。②临床上其他症状、体征支持患有 OSAHS,如夜间哮喘、肺或神经肌肉疾病影响睡眠。③难以解释的白天低氧血症或红细胞增多症。④顽固性高血压、顽固性心力衰竭、原因不明的夜间心律失常、冠心病。⑤OSA患者术前常规检查。⑥进行各种治疗后对 SAHS 的随访效果评估。⑦诊断其他睡眠障碍性疾病。对于 PSG 检测应由有资质的医师或技师阅读判断并作出结论。

2.夜间分段 PSG 监测

在同一晚上的前 2～4 小时进行 PSG 监测,之后进行 2～4 小时的持续气道正压通气(continu-ous positive air way pressure,CPAP)压力调定。其优点在于可以减少检查和治疗费用,只推荐在以下情况采用:①AHI＞20 次/小时,反复出现持续时间较长的睡眠呼吸暂停或低通气,伴有严重的低氧血症。②因睡眠后期快动眼相(rapid eye movement,REM)睡眠增多,CPAP 压力调定的时间应＞3 小时。③当患者处于平卧位时,CPAP 压力可以完全消除 REM 及非 REM 睡眠期的所有呼吸暂停、低通气及鼾声。如果不能满足以上条件,应进行整夜 PSG 监测并另选一个整夜时间进行 CPAP 压力调定。

3.午后小睡的 PSG 监测

对于白天嗜睡明显的患者可以试用,通常需要保证有 2～4 小时的睡眠时间(包括 REM 和 NREM 睡眠)才能满足诊断 OSAHS 的需要,因此存在一定的失败率和假阴性结果。

(二)初筛诊断仪检查

初筛诊断仪检查多采用便携式诊断装置(PM),大多数是用 PSG 监测指标中的部分进行组合,如单纯血氧饱和度监测、口鼻气流＋血氧饱和度、口鼻气流

＋鼾声＋血氧饱和度＋胸腹运动等，通常至少应包括气流、呼吸用力和血氧情况，主要适用于基层缺少PSG监测条件或由于睡眠环境改变或导联过多而不能在睡眠监测室进行检查的一些轻症患者，用来除外OSAHS或初步筛查OSAHS患者，当临床医师综合评估患者可能属于中-重度OSA而无其他睡眠呼吸疾病时也可进行PM。此外还可用于治疗前后对比及患者的随访。

应用PM监测患者时通常用RDI(呼吸紊乱指数)来反映记录结果，RDI与AHI不同，RDI＝A＋H/总记录时间，因为这时无法测出总睡眠时间。

(三)嗜睡的评价

1.嗜睡的主观评价

当前常用的主要有Ep worth嗜睡量表(Ep-worth sleepiness scale，ESS)和斯坦福嗜睡量表(Stanford sleepiness scale，SSS)，现多采用ESS嗜睡量表(表5-1)。

表5-1 Ep-worth嗜睡量表

在以下情况有无打盹、嗜睡的可能性	从不(0)	很少(1)	有时(2)	经常(3)
坐着阅读时				
看电视时				
在公共场所坐着不动时				
长时间坐车时中间不休息(超过1小时)				
坐着与人谈话时				
饭后休息时(未饮酒)				
开车等红绿灯时				
下午静卧休息时				

2.嗜睡的客观评价

应用PSG可以对患者白天嗜睡进行客观评价。多次睡眠潜伏期试验(multiple sleep laten-cy test，MSLT)，是通过让患者白天进行一系列的小睡来客观判断其白天嗜睡程度的一种检查方法。每两小时测试一次，每次小睡持续30分钟，计算患者入睡的平均潜伏时间及异常REM睡眠出现的次数，睡眠潜伏时间＜5分钟者为嗜睡，5～10分钟为可疑嗜睡，＞10分钟者为正常。MSLT不常规用于OSA的诊断、评估及疗效判断，但是OSA患者在治疗过程中仍有嗜睡，应进行MSLT以除外发作性睡病。

九、诊断

根据临床症状、体征＋睡眠监测结果对于具有以下高危因素的患者应进行

OSA 症状评估：①BMI ≥25 kg/m²，尤其颈粗短。②充血性心力衰竭。③心房纤颤。④难治性高血压。⑤2 型糖尿病。⑥夜间心律失常。⑦脑卒中。⑧不明原因的肺动脉高压。

对于上述患者应注意询问以下病史：①同床人发现呼吸暂停。②打鼾。③难以解释的白天嗜睡。④清晨醒后仍觉疲劳、乏力。⑤夜间睡眠不连续。⑥夜尿增多。⑦晨起头痛、头晕、口干。⑧注意力减退。⑨记忆力下降。⑩性欲减退。⑪性格变化、易怒。

十、诊断分型及病情分度

(一)诊断标准

诊断标准主要根据病史、体征和 PSG 监测结果。临床上有典型的夜间睡眠时打鼾及呼吸不规律、白天过度嗜睡，经 PSG 监测提示每夜 7 小时睡眠中呼吸暂停及低通气反复发作在 30 次以上，或 AHI 大于或等于 5 次/小时。

(二)SAHS 病情分度

根据 AHI 和夜间血氧饱和度将 SAHS 分为轻、中、重度，其中以 AHI 作为主要判断标准，5～15 次/小时为轻度，16～30 次/小时为中度，＞30 次/小时为重度，夜间最低 SaO_2 作为参考(表 5-2)。

表 5-2 SAHS 的病情分度

病情分度	轻度	中度	重度
AHI(次/小时)	5～15	16～30	＞30
夜间最低 SaO_2	85～89	80～84＜80	

(三)临床分型

1.阻塞型睡眠呼吸暂停低通气综合征(OSAHS)

OSAHS 主要是由于上气道解剖学异常及功能异常导致夜间睡眠中出现呼吸暂停或低通气，PSG 监测图上表现为有胸腹运动但是没有气流或呼吸幅度下降(≥50％)。

2.中枢型睡眠呼吸暂停综合征(CSAS)

CSAS 主要是由于呼吸中枢驱动障碍导致夜间睡眠呼吸暂停，PSG 监测时既无胸腹运动也无气流。

3.混合型睡眠呼吸暂停低通气综合征(MSAHS)

睡眠过程中交替出现上述两种类型的睡眠呼吸暂停低通气。

(四)阻塞部位分型

(1)中华医学会耳鼻咽喉科学会提出的分型如下。①Ⅰ型:狭窄部位在鼻咽以上(鼻咽、鼻腔)。②Ⅱ型:狭窄部位在口咽部(和扁桃体水平)。③Ⅲ型:狭窄部位在下咽部(舌根,会厌水平)。④Ⅳ型:以上部位均有狭窄或有两个以上部位狭窄。

(2)Fujita分型(三型)表现如下。①Ⅰ型:狭窄部位在软腭水平(口咽)。②Ⅱ型:狭窄部位在软腭及舌根水平(口咽及下咽)。③Ⅲ型:狭窄部位在舌根、会厌水平(下咽)。

简易诊断方法和标准:用于基层缺乏专门诊断仪器的单位,主要根据病史、体格检查、血氧饱和度监测等,其诊断标准如下。①至少具有2项主要危险因素;肥胖、颈粗短或有小颌或下颌后缩,咽腔狭窄或有扁桃体Ⅱ度肥大、悬雍垂肥大,或甲状腺功能减退、肢端肥大症。②中重度打鼾、夜间呼吸不规律,或有屏气、憋醒(观察时间应不少于15分钟)。③夜间睡眠节律紊乱,特别是频繁觉醒。④白天嗜睡(ESS评分>9分)。⑤血氧饱和度监测趋势图可见典型变化、氧减饱和指数>10次/小时。

符合以上5条者即可作出初步诊断,有条件的单位可进一步进行PSG监测。

(五)合并症的诊断

OSAHS的诊断除了需要明确其临床分型、病情分度外,还应明确是否发生下述合并症,OS-AHS可能引起的病变或问题:①引起或加重高血压(晨起高血压);②冠心病、夜间心绞痛、心肌梗死;③夜间发生严重心律失常、室性期前收缩、心动过速、房室传导阻滞、窦房传导阻滞或窦性停搏;④夜间反复发作左心衰竭;⑤脑血栓、脑出血;⑥癫痫发作;⑦痴呆症;⑧精神异常,焦虑、抑郁、语言混乱、行为怪异、性格变化、幻视、幻听;⑨肺动脉高压、肺心病;⑩呼吸衰竭;⑪夜间哮喘;⑫继发性红细胞增多、血液黏滞度增高;⑬遗尿;⑭性功能障碍,阳痿、性欲减退;⑮胃食管反流;⑯神经衰弱;⑰糖尿病及胰岛素抵抗;⑱肥胖加重;⑲小儿发育延迟;⑳重大交通事故。

十一、鉴别诊断

(一)其他睡眠呼吸障碍性疾病

除OSAHS外,因呼吸紊乱引起的睡眠呼吸障碍性疾病还包括上气道阻力综合征(UARS)、睡眠低通气综合征(sleep hypoventilation syndrome)、COPD患者的睡眠低氧血症、神经肌肉疾病患者的睡眠通气不足、夜间哮喘等。这些患者可能并无典型的睡眠打鼾,多导睡眠图也无频发的呼吸暂停,但其基本病理生理改变均为低氧、高二氧化碳血症和/或睡眠结构紊乱,临床后果与OSAHS相同。此外,它们与SAHS重叠发生的概率也相当高。虽然无创正压通气治疗对这些疾病均有效,但在呼吸器选择(BIPAP或CPAP)、压力设定等方面均有不同。

(二)其他系统疾病

OSAHS引起的血气紊乱及睡眠障碍可引起全身多系统的损害。临床实践中也发现,不少患者因OSAHS的并发症而到相关专业门诊首诊,反复诊治效果不佳才转到睡眠中心。美国睡眠学会(ASDA)1995年的统计表明,睡眠中心多设在呼吸科,少部分在神经科及耳鼻咽喉科,而来自家庭及内科其他科室的就诊者高达66%,来源于呼吸科者只占6%,耳鼻咽喉科占20%,神经科占8%。值得注意的是,甲状腺功能减退症及肢端肥大症患者均可以睡眠打鼾为主诉而就诊,应注意病因诊断。近年来,随着介入性诊断技术的普及,OSAHS患者因夜间憋气而误认为是冠心病行冠状动脉造影者不在少数。对冠状动脉造影阴性者,应怀疑OSAHS的可能。

十二、治疗

由于OSA是一种系统性疾病,因此治疗OSA的目的绝不仅仅是消除鼾声、睡眠低氧和日间嗜睡,重要的是降低OSA多器官和多系统合并症的患病率和病死率,改善和提高患者生命质量。一切治疗手段和技术都应该围绕这个最终目标,力求以最小的损伤和不良反应,取得最佳的治疗效果。

目前临床常用的OSA治疗手段大致上分为手术治疗和非手术治疗两种。非手术治疗包括非手术减肥、体位治疗、器械装置治疗。其中器械装置治疗是非手术治疗的主要部分,包括持续气道内正压通气(CPAP)治疗、口腔矫治器治疗等。手术治疗包括从鼻道、咽喉、口腔、气管及下颌等部位的手术,通过去除或扩张上气道通气的狭窄部位达到解除上气道狭窄的目的。对可耐受治疗的轻度患者,中、重度患者和年老体弱、有严重冠心病、脑血管病、上呼吸道软组织塌陷性明显者应首选CPAP治疗。无明显全身疾病的轻中度患者,确存在手术可以解决的解剖学狭窄并不能或拒绝CPAP治疗者,可考虑手术。UPPP手术适于软腭水平狭窄者,口腔矫治手术和口腔矫治器则更适于下咽部狭窄者。对重症OSA患者的手术要尤其慎重,必要时术前要做气管切开。应严格地按照手术的适应证确定治疗，尊重患者的选择和意愿，允许轻度患者有更多的选择。由于多部位阻塞的高发生率和个体的差异应强调综合治疗的必要性。对任何一种治疗方法，疗效评价和随访都是必需的。随访应从治疗后的第一周开始，之后3个月、6个月和1年的定期随访应成为常规。

并非所有OSA患者都需要治疗，治疗人群应该和治疗目的相一致。一般来说，重度患者必须治疗，中度患者和日间有症状的轻度患者也需要治疗，研究证实轻度甚至鼾症患者治疗后同样收到良好效果。需要治疗的患者除了有明显的日间症状外，还倾向于包括那些易引发心脑血管疾病、影响生活质量和导致病死率增加的人群。OSA治疗策略的制订应遵守循证医学的原则，合理地选择治疗措施，强调治疗规范化和个体化。

(一)一般治疗

一般治疗对OSA患者具有一定的临床效果，包括戒除烟酒、减肥、睡眠卫生、体位治疗等。

烟草等有害物质刺激会加重咽局部水肿和分泌物增多，加重上气道狭窄。吸烟还会降低机体对低氧刺激的敏感性，延长患者低氧持续的时间和程度。饮酒，尤其是睡前饮酒会提高机体的觉醒阈值，不但会加重低氧程度还可发生猝死。因此戒除烟酒应列为OSA治疗措施之一。为了避免睡眠中机体对低氧和高气道阻力等反射的抑制作用，患者应禁服镇静药和安眠药，包括起镇静作用的降血压药物。

减肥是治疗的重要措施，试验证实减肥可以减轻肥胖型OSA患者咽部气道狭窄、降低AHI和改善睡眠低氧程度，体重减低10%可以使AHI降低近50%。对腹型肥胖患者实施胃减容术后80%的患者可以使AHI降低到正常范围。因此对伴有肥胖的患者减肥治疗是非常必要的，包括饮食控制、药物和手术等。

睡眠不规律、睡眠剥夺即睡眠时间过短都有加重OSA的作用，在患者业已存在的睡眠结构紊乱基础上会进一步降低睡眠质量。因此良好的睡眠习惯和睡眠时间及质量的保证对于OSA的减轻和缓解有一定治疗作用。

至少60%的OSA患者病情严重程度与体位有关，其中20%属于体位性OSA。其特点是仰卧位睡眠时AHI是侧卧位的2倍或以上，侧位时在至少含有一次快动眼(REM)期的睡眠中AHI＜15次/小时。多数OSA患者体位治疗(保持侧卧而非仰卧位睡眠)可以收到一定的疗效，对于体位性OSA患者来说尤为显著。一项与持续气道正压通气(CPAP)对比性研究显示，体位性OSAHS患者的体位治疗与CPAP治疗在主要指标上都很接近，特别是轻中度患者。体位治疗的方法多采用可以改变体位的特制床及软质材料做成的支撑物等。有利于睡眠中上气道呼吸顺畅的体位对防止低通气和呼吸暂停的发生有重要作用。如将头抬高30°的体位在维持睡眠上气道稳定性方面优于侧卧位。

(二)器械治疗

1.持续气道正压通气(CPAP)

1981年Sullivan首先在临床应用CPAP治疗OSA,经过长时间和大量的临床观察,已经成为一种公认和首选的治疗措施。其作用机制,除了与CPAP的压力降低上气道阻力和克服咽部闭合压外,还可能与使用CPAP后呼气肌活动增强及CPAP形成的经鼻呼吸对上气道的扩张作用有一定关系。

(1)CPAP治疗适应证:美国睡眠学会及美国医疗保险对CPAP治疗的适应证确定为AHI≥15次/小时的OSA患者,无论有无日间症状均应给予治疗,这部分患者合并心血管疾病的发生率和病死率均显著增加。AHI为5～15次/小时之间,伴有日间嗜睡、认知功能异常、性格异常改变、失眠和有客观临床资料证实合并有心血管疾病(高血压、缺血性心脏病和卒中等)者应予治疗。用于手术前后的治疗和手术失败者的非手术治疗。应该由经过特殊培训、有资质的医师来决定CPAP的治疗。临床实践一再证实慢性充血性心力衰竭患者,合并或不合并中枢性呼吸暂停,CPAP治疗都显示了可靠的疗效。OSA合并COPD的呼吸衰竭患者,CPAP或BIPAP治疗具有提高血氧和降低二氧化碳的双重作用,还可以用于该类患者的长期家庭治疗。

(2)CPAP治疗的不良反应及对策:有由气流和压力对鼻腔刺激造成的鼻塞,鼻罩气味引起或加重的过敏性鼻炎等,可给予麻黄碱和局部皮质激素。面罩的不匹配和头带过紧等可增加患者不适,发生鼻周围局部皮肤破损,应调换舒适匹配的面罩和加强对患者指导。患者对CPAP舒适程度不满意者,可以改用BIPAP或自动CPAP。反复鼻出血、脑脊液鼻漏、肺大疱、气胸、昏迷、严重循环血量不足患者应视为CPAP禁忌。

(3)CPAP压力调定与治疗的依从性:首夜指导性压力调定是必须的,使患者在任何体位(尤其仰卧位),任何睡眠期(尤其REM期)鼾声消失、血氧饱和度均高于90%时的最低压力确定为处方压力,压力达18～20 cmH_2O 血氧饱和度仍低于90%者应同时给予氧疗。没有REM期或没有仰卧位的压力调定是不可靠的。必须充分考虑某些影响处方压力的因素,对酗酒者应劝告患者戒酒,服用高剂量抗高血压药物者治疗后可能出现晨间低血压,应注意治疗后的血压和相应药物调整。治疗的第一周内患者会出现以长时间的REM和4期睡眠为特点的睡眠反弹期，容易发生严重低氧和低氧时间延长，此种现象在重度患者更为突出，一般在5～7天后才恢复为正常睡眠结构。因此对于重度患者，及心功能不全、重度低氧和二氧化碳潴留患者，治疗开始的5～7天内应住院进行密切监护和及时调整压力。

临床观察发现初用CPAP的不适感率高达80%，因此提高治疗依从性对保证疗效至关重要。资料显示CPAP的依从性在40%～90%，长期治疗依从性低于首次治疗。依从性主要决定于患者对CPAP治疗的意愿和疗效。噪音低、鼻罩柔软、密闭和湿化性能好、价格适宜等条件都会增加依从性。CPAP压力对依从性有一定的影响，采用8～12 cmH_2O压力时很少有患者感到不适，>15 cmH_2O时感到不适的患者比例明显增高。经验证明CPAP治疗的依从性有很强的可干预性。患者教育、首夜压力调定充分解释和必要技术指导有重要作用。随访是保证长期依从性的必要措施，观察发现随访组的依从性明显高于无随访组。

(4) CPAP治疗失败的应对措施：在70%的睡眠时间里，患者每夜使用CPAP少于4小时被定义为治疗失败。对这部分患者首先要询问和分析失败的原因，协助患者克服心理障碍和焦躁情绪、提高耐受性，尽可能地协助患者解除使用机器的不适感和CPAP引起的不良反应。必要时对患者进行使用CPAP的技术训练。治疗失败后首先考虑的是不给予任何治疗的患者危险性有多大，尤其是那些严重日间嗜睡和有严重多系统合并症伴日间低氧血症者。对仍不能接受CPAP治疗的轻、中度患者可以考虑口腔矫治器或颌面及咽部手术，重度患者必要时做气管造口术。夜间氧疗有一定的辅助治疗作用，但不能替代CPAP。

双水平气道正压通气(BIPAP)和智能化CPAP(auto-CPAP)是CPAP的换代产品，比CPAP更符合呼吸生理过程，减少患者使用CPAP的不适感，可以作为CPAP治疗失败的选择。特别是auto-CPAP能根据上气道阻力、气体流量和气体振动的变化及每次具体呼吸暂停和低通气适时调整输出的最低压力。由于平均治疗压力降低和患者舒适感增加，依从性会大大提高。但因其价格较贵，适用于有支付能力的患者。

(5) CPAP治疗的疗效：经过多年的临床实践，大量以CPAP为代表的无创通气装置治疗OSA的临床和研究性资料证实了其可靠的近期和远期疗效。特别是对OSA多发和系统性合并症的预防和治疗的效果是其他任何治疗无法比拟的。首先是CPAP治疗的即刻疗效，表现为鼾声与呼吸暂停的明显减弱和消失，睡眠低氧和睡眠结构的破坏得到有效地纠正。患者日间嗜睡、疲劳和与OSA相关的临床症状得到明显的缓解或消失。试验性研究证实随着CPAP治疗患者全身性系统性炎症、氧化应激反应及交感神经过度兴奋得到有效地控制，相当比例的患者恢复到正常水平。CPAP 治疗的最佳效果在治疗后的 6 个月到 1 年，其相对远期的效果包括多个方面。如治疗后伴有高血压患者的血压有不同水平的下降，特别是夜间和晨起高血压。对于治疗依从性好、病情较重、血压较高，特别是顽固性高血压患者的降压效果更佳。治疗对心律失常，特别是缓慢性心律失常患者有较明确的疗效，包括对房颤转复后再发率的下降。因为 CPAP 治疗心功能衰竭的可靠疗效，CPAP 治疗已经成为治疗心力衰竭患者的重要手段。CPAP 的远期疗效是全身性的，包括妊娠 OSA 患者治疗 OSA 后可减低妊娠高血压、癫痫和妊娠糖尿病的发生。合并糖尿病 OSA 患者治疗后，胰岛素抵抗程度和糖化血红蛋白减低。脑血管意外患者治疗后，会有效地降低病死率和加快功能恢复。10～20 年的流行病学研究显示，有效地 CPAP 治疗不但显著地改善患者的生活质量，还大大提高 OSA 患者的生存率。

2.口腔矫治器

口腔矫治器是一种放置在口腔内治疗 OSAHS 的口腔矫正装置。其工作原理是将软腭上抬以减少振动消除鼾声，或牵引舌体向前伴下颌前移，使上气道前壁向前、上气道扩大，或引导下颌向前伴舌体前移动使气道扩张。1902 年法国人 PierreRobin 首次报道用口腔矫治器治疗鼾症。1984 年开始用于 OSA 的治疗。近30 年来口腔矫治器因其轻巧舒适、应用简便、价格便宜、疗效有一定保证。目前口腔矫治器逐渐成为治疗良性鼾症和轻中度 OSA 常用的治疗措施。临床常用的有软腭作用器、舌牵引器和下颌前移器等三种，其中下颌前移器的种类最多。可调适口腔矫治器较一体式更易为患者接受，由于其可调的特点对提高疗效和减少使用的不适起到较好的作用。临床资料显示它不但对轻中度患者有效，对个别不能耐受 CPAP 治疗者亦有一定程度治疗作用。其疗效决定于治疗前 AHI 的大小，以治疗后 AHI 减低 50%为有效标准，AHI＜60 次/小时者有效率为 70%，＞60 次/小时者仅为 22%。观察发现亚洲人群下颌结构异常发病率高，较适合口腔矫治器治疗，它还有轻便、简便，较易耐受、费用低廉、易于推广等优点。口腔矫治器治疗适合国情，是一种值得推荐和普及的重要治疗措施。接受治疗者上下颌需分别有 10 个以上不松动的牙齿、无义齿，下颌关节无活动障碍，下颌可向前移动至少 6 mm 以上。需要指出的是口腔矫治器不能根治 OSA，必须每晚整夜使用。严重的下颌关节和牙体、牙周疾病，牙齿数目过少，有严重鼻塞等应视为禁忌。

3.手术治疗

手术治疗是OSA治疗的重要组成部分,包括耳鼻咽喉科手术和口腔矫治手术。对有明确的手术可以解除的上气道解剖学狭窄者,应根据适应证来确定相应的手术治疗,疗效的关键在于准确地判断阻塞的部位和手术可行性。手术治疗的原则和发展趋势强调安全性、有效性、微创性、保持咽部器官的正常功能。单一的、简便安全的手术被称为一期手术,包括鼻中隔偏曲的矫正术,肥大鼻甲切除术,单纯扁桃体切除术和悬雍垂腭咽成形术(UPPP),正颌外科的颏舌肌前移术及舌骨悬吊术等。只有一期不能奏效的患者才可以考虑二期手术,包括下颌前徙术、双颌前徙术、舌体相关手术、气管切开术和气管造口术等。

手术治疗能完全解除上气道的狭窄和阻塞,使AHI指数持续下降到正常,即5次/小时以下的可能性较小。多年的临床手术治疗实践显示,手术后患者能持续保持上气道完全通畅的比例不是很高。因此,近年来发达国家对OSA治疗首选手术的趋势在不断下降,越来越多地考虑手术的实际效果,手术的适应证也越来越严格,即只有那些手术确可以解除的上气道梗阻,才被称为具有实际临床疗效的适应证。主要指那些轻中度确有手术可以解除的上气道梗阻的OSA患者。术前要仔细确定上气道梗阻的平面和评价手术可能的效果及手术的可行性与安全性。客观地向患者讲明手术可能取得的效果和不良反应,尊重患者的选择手术与非手术治疗的意愿。除了以上谈到的手术适应证外,还应增加一条即非手术治疗失败。强调手术治疗的规范化和个体化的结合,以确保疗效的可靠。同时注重术后的随访,术后PSG的监测在治疗的任何阶段都是必要的,对于术后AHI不能达到要求者,要进行其他非手术治疗的补充,以保证患者的疗效。值得注意的是术后鼾声减弱或消失并不意味着有效地消除了呼吸暂停,无鼾声的呼吸暂停易被误认为OSA已被治愈,会延误进一步的治疗。尽可能避免对于手术不能解除的上气道梗阻患者实施没有必要的手术。手术治疗也要与CPAP治疗一样,在治疗的不同时间定期评价患者多系统合并症情况,如对高血压、心律失常和糖尿病等的预防和治疗作用。

(1)鼻腔阻塞性疾病的治疗:部分患者的OSA主要由鼻腔问题引起,如鼻中隔偏曲、鼻息肉、鼻甲肥大和不同类型的鼻炎等。而部分患者鼻腔的问题可能是上气道梗阻的一部分,或引起OSA多个阻塞平面的一部分。解除鼻腔的狭窄和阻塞对OSA的治疗有确定的临床效果,包括需要应用经鼻CPAP治疗患者,鼻腔的通畅对保证CPAP疗效有实在的作用,甚至是保证CPAP疗效的前提。根据鼻腔的具体情况和治疗的需要,可以做鼻中隔矫正术、鼻息肉摘除术、肥大的鼻甲切除术等。目前在OSA治疗实践中,多重视咽腔的治疗,对鼻腔针对性治疗还重视得不够,今后需要加强。保持鼻腔通畅是治疗OSA的重要部分。

(2)悬雍垂腭咽成形术(uvulopalatopharyngoplsty,UP-PP):Fujita 1981年首先采用UPPP手术治疗OSA,这是目前手术治疗的最常选术式,适于口咽部软组织堵塞造成上气道狭窄的患者,如软腭过长和松弛、咽侧壁软组织过多及扁桃体过度增生等。目前广泛采用的是改良UPPP术式,由于手术保留了悬雍垂并减少了对上气道扩张肌的损害,有效地减少术后合并症并提高了疗效。对于病情较重的患者术前与术后的CPAP治疗在保证手术的安全和疗效的提高方面都具有很好的作用。国外报道,如以治疗后AHI下降50%为有效标准,UPPP的有效率在50%~60%,患者的主观改善率高于PSG检查结果,远期有效率低于近期。手术可能造成鼻腔反流、开放性鼻音、咽部干燥、术中出血和术后感染等合并症。

(3)舌根部手术:包括舌成形术、舌咽悬吊术及舌骨悬吊术,适合舌与舌根平面阻塞引起的OSA,如舌后坠、舌根淋巴滤泡增生、舌体肥大等。手术可以单独实施,也可以与UPPP手术同时或先后进行。临床实践中多以舌体成形术为主,手术以切出部分舌根和减小舌根容积,以解除舌根部位阻塞为目的。而通过骨性结构前移,来带动舌根前移解除舌根部位阻塞的舌咽悬吊术及舌骨悬吊术能开展的医院很少,主要是手术难度较大,只对特定需要和有疗效的患者实施。

(4)正颌手术:通过截骨手术和相应步骤使上下颌骨或舌骨前移,牵拉口咽、下咽水平气道的前壁向前,达到解除该水平气道狭窄的治疗目的。包括下颌前徙术、颏前徙术、颏前徙和舌骨肌肉切断悬吊术、双颌前徙术等。手术适于下颌后缩、小颌畸形、腭盖低平与下颌弓狭窄等患者。可单独进行,也可作为UPPP治疗失败的后续部分。术前应认真确定阻塞的部位,严格限于舌根水平狭窄与非手术治疗无效或不能耐受的轻中度患者。

(5)气管切开和气管造口术:气管切开见于几种不同的情况,可以在UPPP手术之前或在UPPP手术的同时,目的在于预防术前和术后上气道严重阻塞,威胁患者的生命。对于严重的OSA患者,睡眠中氧饱和度低于50%、伴严重的心律失常、肺感染并发心力衰竭,气管切开可谓“救命措施”。部分患者经造口术后,长期保留造口亦取得良好的治疗效果。

(6)射频消融术和激光UPPP手术:射频消融术是一种微创手术可使软组织容积缩小和顺应性降低,1998年开始应用于OSA治疗。它通过低温消融过程中分子间的分离来取代标准电外科破坏性的热蒸发和高温分解。使咽或鼻部肥大组织体积缩小，适于轻中度患者。1994 年 Kamami 首先报道以激光 UPPP 治疗 OSA，其优点是操作简单、可在门诊完成手术。适合轻中度患者。

(三)药物治疗

药物对 OSAHS 的疗效还很不确定，且存在不同程度不良反应。目前尚未发现任何直接解除上气道解剖学狭窄的药物，药物治疗还没有作为常规治疗手段。近期一种不同于以往的药物治疗的研究正在进行之中，这种药物可以有针对性地提高 OSAHS 患者咽部扩张肌的收缩功能，进而缓解睡眠中咽腔的狭窄，有望在不久的将来用于临床。

(四)引发 OSA 的基础疾病治疗

临床观察发现至少有数十种全身疾病可以发生 OSA，如甲状腺功能低下、肢端肥大症及中枢神经系统疾病造成的咽部扩张肌活动障碍等。在诊断和治疗 OSA 时应首先弄清有无引起 OSA 全身疾病的存在，对存在的相关全身疾病要进行针对性的治疗会收到满意的效果。

(五)中枢型睡眠呼吸暂停低通气综合征(CSAS)的治疗

中枢型睡眠呼吸暂停低通气综合征(CSAS)的治疗原则包括去除诱因，减少或消除呼吸暂停，改善睡眠质量，改善异常的心肺功能。由于 CSA 的发病机制不同，治疗方案的选择也不一样，与上气道阻力增高相关的 CSA，在降低了上气道阻力的同时，CSA 也伴随着消失。伴有高碳酸血症者随着通气的改善 CSA 会减少或消失，而伴有低碳酸血症的 CSA 患者，特别是因心功能不全引发 CSA，需要通过改善心功能来达到治疗 CSA 的目的。

1.无创正压通气治疗

无创正压通气治疗 CSA 对多数患者有较好的疗效，然而不同的 CSA 类型应用的无创通气装置是不一样的。双水平经鼻正压通气(BIPAP)主要用于高碳酸型 CSA 和夜间呼吸衰竭患者以利于恢复肺泡通气。CPAP 则可以用于非高碳酸血症患者，治疗通过改善心功能或克服上气道阻力，从机制上消除了低碳酸血症的发生，随之有效地治疗了 CSA。对于真正意义的中枢机制导致的 CSA，在 BI-PAP 和 CPAP 治疗无效时还可以应用伺服式无创通气(a-daptive pressure support servo-ventilation)治疗，这种通气模式适于这一类患者和 CPAP 治疗后出现的 CSA 的复杂性 OSA 患者。CPAP 治疗 CSA 的可能机制：①CPAP可能通过刺激咽机械受体进而增加睡眠时呼吸驱动及其稳定性。②增加咽部肌力而降低咽部适应性，防止上气道反复塌陷。③CPAP治疗 CSA 有效是因为提高了

$PaCO_2$。一些有打鼾和嗜睡症状的OSA患者在睡眠监测时却发现主要是CSA，经CPAP治疗后CSA可消失。CPAP对治疗慢性心功能不全伴发的CSA有肯定的疗效。因为CPAP可以减少左心室后负荷，增加左心室射血分数，减少心肌耗氧量，降低胸膜腔内压波动，改善吸气肌肌力。成功应用CPAP治疗可使心力衰竭伴CSR-CSA患者的病死率下降40%，治疗3个月后患者睡眠改善，乏力和白日嗜睡减轻，左心室功能改善，心力衰竭症状减轻。尽管BIPAP可以治疗OSA、COPD和部分CSA，但是因为BIPAP增加了潮气量，进而加重呼吸不稳定性，易使$PaCO_2$降至呼吸暂停阈值。同时潮气量的增大可通过化学抑制引起CSA。因此对非高碳酸血症的CSA应用BIPAP治疗时要慎重，尤其是已有CSA时。

2.氧疗和适量补充二氧化碳

氧疗与适量补充二氧化碳治疗对于低碳酸血症型CSA有效，有学者通过试验，给患者补充二氧化碳以使二氧化碳分压达到呼吸暂停阈值以上，从而消除单纯CSA患者的中枢性呼吸暂停。虽然吸入CO_2可增加基线$PaCO_2$和$PaCO_2$呼吸暂停阈值的差值，进而减少CSA的发生，但由于装置十分复杂，故不适用于家庭。也有研究应用外加400～600 mL无效腔以稳定CSA患者的呼吸，由于该方法无需提供外援性二氧化碳，故比较适合长期家用。400～600 mL无效腔量的增加显著降低了慢性心力衰竭合并CSA患者睡眠时的CSA，降低觉醒指数，改善睡眠质量，且无急性心血管不良反应，其机制与轻度但持续的呼气末二氧化碳分压和SaO_2升高有关，但需长期观察其确切疗效。

3.药物治疗

一些药物可刺激呼吸中枢呼吸，有可能对治疗CSA有效。但是，已有研究探讨了CSA的一些药物治疗，但仍缺乏大样本的对照研究来为药理学疗法提供科学证据，而且，有些治疗CSA的药物可以使中枢性和阻塞性睡眠呼吸暂停共存患者的OSA恶化。总之，CSA的药理学疗法仍然处于初期阶段，如何选取有效的药物是一个尚待开发的领域。

4.安置膈肌起搏器

植入膈肌起搏器，应用电刺激膈肌来治疗中枢性肺泡低通气和呼吸衰竭患者有一定疗效，但这需要长期的辅助机械通气、完整的膈神经-膈肌传导通路和稳定的胸廓。

第六章

气道阻塞性疾病

第一节　慢性阻塞性肺疾病

一、慢性阻塞性肺疾病的概述

(一)定义

慢性阻塞性肺疾病(chronic obstructive pulmonary disease,COPD)是一种以气流受限为特征的可以预防和治疗的疾病,气流受限不完全可逆,呈进行性发展,与肺部对香烟烟雾等有害气体或颗粒的异常炎症反应有关,COPD 主要累及肺脏,但也可以引起全身(或称肺外)的不良反应。

COPD 是指具有气流受限的慢性支气管炎(慢支)和/或肺气肿。慢支或肺气肿可单独存在,但在绝大多数情况下是合并存在,无论是单独或合并存在,只要有气流受限,均可以称为 COPD,当其合并存在时,各自所占的比重则因人而异。

慢支的定义为"慢性咳嗽、咳痰,每年至少 3 个月,连续 2 年以上,并能除外其他肺部疾病者"。

肺气肿的定义为"终末细支气管远侧气腔异常而持久的扩大,并伴有气腔壁的破坏,而无明显的纤维化"。

以上慢支和肺气肿的定义中都没有提到气流受限,而 COPD 是以气流受限为特征的疾病,因此现在国内外均逐渐以 COPD 这一名称取代具有气流受限的慢支和/或肺气肿。如果一个患者,具有 COPD 的危险因素,又有长期咳嗽、咳痰的症状,但肺功能检查正常,则只能视为 COPD 的高危对象,其中一部分患者在以后的随访过程中,可出现气流受限,但也有些患者肺功能始终正常,当其出现气流受限时，才能称为 COPD。

以往有些学者认为支气管哮喘，甚至支气管扩张都应包括在 COPD 之内，但支气管哮喘在发病机制上与 COPD 完全不同，虽然也有慢性气流受限，但其程度完全可逆或可逆性比较大，支气管扩张相对来说是一种局限性病变，二者均不应包括在 COPD 之内。

COPD 不仅累及肺，对全身也有影响，COPD 晚期常有体重下降，营养不良，骨骼肌无力，精神抑郁，由于呼吸衰竭，可并发肺源性心脏病，肺性脑病，还可伴发心肌梗死、骨质疏松等。因此 COPD 不仅是一种呼吸系统疾病，还是一种全身性疾病，在评定 COPD 的严重程度时，不仅要看肺功能，还要看全身的状况。

(二)流行病学

COPD 是呼吸系统最常见的疾病之一，据世界卫生组织（World Health Organization，WHO）调查，1990 年全球 COPD 病死率占各种疾病病死率的第 6 位，到 2020 年将上升至第 3 位，据 2003 年文献报道，亚太地区 12 国根据其流行病学调查推算，30 岁以上人群中重度 COPD 的平均患病率为 6.3%，近期对我国 7 个地区 20 245 个成年进行调查，COPD 患病率占40 岁以上人群的 8.2%，患病率之高，十分惊人。另外流行病学调查还表明 COPD 患病率在吸烟者、戒烟者中比不吸烟者明显高，男性比女性高，40 岁以上者比 40 岁以下者明显高。

二、慢性阻塞性肺疾病的病因病理

(一)病因

COPD 的病因至今仍不十分清楚，但已知与某些危险因素有关，吸烟是最主要的危险因素，但吸烟者中也只有 15%～20%发生 COPD，因此个体的易感性也是重要原因，环境因素与个体的易感因素相结合导致发病。

1.环境因素

(1)吸烟：已知吸烟为 COPD 最主要的危险因素，大多数患者均有吸烟史，吸烟数量越大，年限越长，则发病率越高。被动吸烟能够增加吸入有害气体和颗粒的总量，也可以导致 COPD 的发生。

(2)职业性粉尘和化学物质：包括有机或无机粉尘，化学物质和烟雾，如二氧化硅、煤尘、棉尘、蔗尘、盐酸、硫酸、氯气。

(3)室内空气污染：用生物燃料如木材、畜粪等或煤炭做饭或取暖，通风不良，在不发达国家，是不吸烟而发生 COPD 的重要原因。

(4)室外空气污染：在城市里汽车、工厂排放的废气，如一氧化氮、二氧化氮、二氧化硫、二氧化碳，其他如臭氧等，在 COPD 的发生上，作为独立的因素，可能起的作用较小，但可以引起 COPD 的急性加重。

2.易感性

易感性包括先天易感基因和后天获得的易感性。

(1)易感基因：比较明确的是表达先天性 α_1-抗胰蛋白酶缺乏的基因，是 COPD 的一个致病原因，但这种病在我国还未见报道，有报道 COPD 在一个家庭中多发，但迄今尚未发现明确的基因，COPD 的表型较多，很可能是一种多基因疾病，流行病学调查发现吸烟者与早期慢支患者，其 FEV_1 逐年下降率与气道反应性有关，气道反应性高者，其 FEV_1 下降率加速，因此认为气道高反应性也是 COPD 发病的危险因素。某些研究资料表明气道高反应性与基因有关，总之基因与 COPD 的关系，尚待深入研究。

(2)出生低体重：学龄儿童调查发现出生低体重者肺功能较差，这些儿童以后若吸烟，可能是 COPD 的一个易感因素。

(3)儿童时期下呼吸道感染：许多调查报告表明儿童时期下呼吸道感染与成年后 COPD 的发病有关，如果这些患病的儿童以后吸烟，则 COPD 的发病率显著增加，如果不吸烟，则对 COPD 的发生无明显影响，上述结果提示儿童时期下呼吸道感染可能是吸烟者发生 COPD 的易感因素，因儿童时期肺组织尚在发育，下呼吸道感染对肺组织的结构与功能均会发生不利影响，如果再吸烟，气道就更容易受到损害而发生 COPD，这种因果关系尚有待今后更多的研究资料证实。

(4)气道高反应性：气道高反应性是 COPD 的一个危险因素。气道高反应性除与基因有关外也可以是后天获得，继发于环境因素，例如氧化应激反应，可使气道反应性增高。

(二)病理

1.病理变化

COPD 特征性的病理变化见于中央气道、周围气道、肺实质和肺血管，存在着慢性炎症，在普通的吸烟者，也可以看到这种慢性炎症，是对吸入的有害物质的正常防御反应，但在 COPD 患者，这种炎症反应被放大而且持久，这种异常的炎症反应可能是由易感基因决定的。COPD 在不同的部位，有不同的炎症细胞，气道腔内中性粒细胞增多，气道腔、气道壁、肺实质巨噬细胞增加，气道壁和肺实质 $CD8^+$ T 细胞增加，反复的组织损伤和修复导致气道结构的重塑和狭窄。

(1)中央气道(气管和内径>2 mm的支气管)。①炎症细胞:巨噬细胞增多,$CD8^{+}$(细胞毒)T细胞增多,气腔内中性粒细胞增多。②结构变化:杯状细胞增多,黏膜下腺体增大(二者致黏液分泌增多),上皮鳞状化生。

(2)周围气道(细支气管内径<2 mm)。①炎症细胞:巨噬细胞增多,T细胞($CD8^{+}>CD4^{+}$)增多,B淋巴细胞,淋巴滤泡,成纤维细胞增多,气腔内中性粒细胞增多。②结构变化:气道壁增厚,支气管壁纤维化,腔内炎性渗出,气道狭窄(阻塞性细支气管炎)炎性反应和渗出随病情加重而加重。

(3)肺实质(呼吸性细支气管和肺泡)。①炎症细胞:巨噬细胞增多,$CD8^{+}$ T细胞增多,肺泡腔内中性粒细胞增多。②结构变化:肺泡壁破坏,上皮细胞和内皮细胞凋亡。

(4)肺血管。①炎症细胞:巨噬细胞增多,T细胞增多。②结构变化:内膜增厚,内皮细胞功能不全。平滑肌增厚导致肺动脉高压。

2.病理分类

各类型肺气肿如图6-1所示。

(1)小叶中心型肺气肿:呼吸性细支气管的破坏和扩张,常见于吸烟者和肺上部(图6-1B)。

(2)全小叶型肺气肿:肺泡囊与呼吸性细支气管的破坏和融合,常见于先天性α_1-抗胰蛋白酶缺乏者,也可见于吸烟者(图6-1C)。

(3)隔旁肺气肿:为小叶远端肺泡导管、肺泡囊、肺泡的破坏与融合,位于肺内叶间隔或靠近胸壁的胸膜旁,常与以上两种肺气肿并存(图6-1D)。

(4)肺大疱:肺气肿可伴有肺大疱,为直径>1 cm的扩张的肺气肿气腔。肺气肿应与其他肺泡过度充气相鉴别,支气管哮喘由于支气管痉挛狭窄,远端肺泡腔残气增加,肺泡扩张,但并无肺泡壁的破坏,并非肺气肿。

(5)代偿性肺气肿:也是正常的肺泡过度扩张,不同于COPD中的肺气肿。

(6)老年性肺气肿:部分老年患者也可见到肺泡腔扩张,肺容量增加,主要是肺泡壁的弹性组织退行性变,肺泡弹性降低所致,并无肺泡壁的破坏,也无明显的症状。

三、慢性阻塞性肺疾病的发病机制

近年来对COPD的研究已有了很大进展,但对其发病机制至今尚不完全明了。

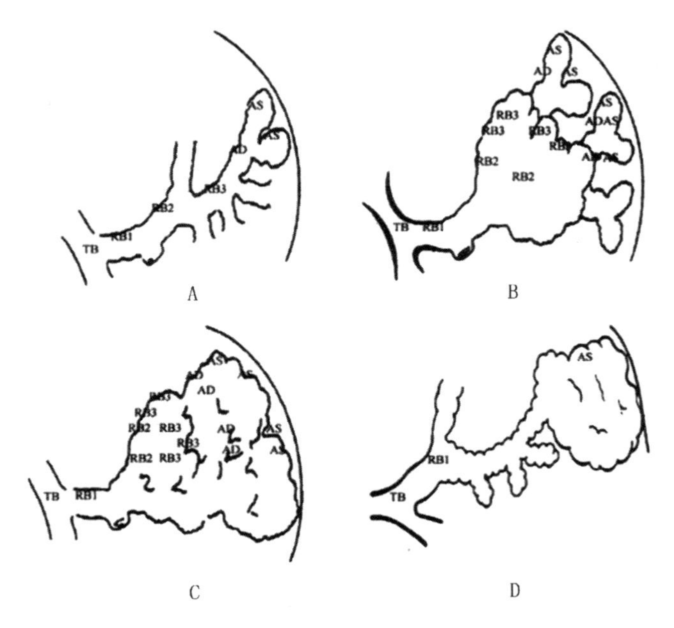

图 6-1 不同类型肺气肿示意图

A.正常肺小叶;B.小叶中心型肺气肿:呼吸性细支气管破坏融合,肺泡导管肺泡囊正常;C.全小叶型肺气肿:终末细支气管远端气腔全部破坏、融合扩大;D.隔旁肺气肿:小叶周围的肺泡腔破坏融合,靠近胸膜。TB:终末细支气管,RB1～3:呼吸性细支气管,AD:肺泡导管,AS:肺泡囊

(一)气道炎症

香烟的烟雾与大气中的有害物质能激活气道内的肺泡巨噬细胞,巨噬细胞处在COPD慢性炎症的关键位置,它被激活后释放各种细胞因子,包括白介素-8(IL-8)、肿瘤坏死因子-α(TNF-α)、干扰素诱导性蛋白-10(IP-10)、单核细胞趋化肽-1(MCP-1)与白三烯 B_4(LTB_4)。IL-8 与 LTB_4 是中性粒细胞的趋化因子,MCP-1 是巨噬细胞的趋化因子,IP-10 是 $CD8^+$ T 细胞的趋化因子,这些炎症细胞被募集至气道后,在其与组织细胞相互作用下,发生了慢性炎症。TNF-α 能上调血管内皮细胞间黏附分子-1(ICAM-1)的表达,使中性粒细胞黏附于血管壁并移行至血管外并向气道内聚集,巨噬细胞与中性粒细胞释放的弹性蛋白酶与 TNF-α 均能损伤气道上皮细胞,使其释放更多的 IL-8,进一步加剧了气道炎症,蛋白酶还可刺激黏液腺增生肥大,使黏液分泌增多,上皮细胞损伤后脱纤毛以及免疫球蛋白受到蛋白酶的破坏,都能削弱气道的防御功能,容易继发感染,气道潜在的腺病毒感染,可以激活上皮细胞内的核因子 NF-κB 的转录,产生 IL-8 与

ICAM-1，吸引更多的中性粒细胞，使炎症持久不愈，这也可以解释为何 COPD 患者在戒烟以后，病情仍持续进展。$CD8^+$ T 细胞也是重要的炎症细胞，其释放的 TNF-α、穿孔素等能使肺泡细胞溶解和凋亡，导致肺气肿。

气道炎症引起的分泌物增多，使气道狭窄，炎症细胞释放的介质可引起气道平滑肌的收缩，使其增生肥厚，上皮细胞与黏膜下组织损伤后的修复过程可导致气道壁的纤维化与气道重塑，以上的病理改变共同导致阻塞性通气障碍。巨噬细胞在 COPD 炎症反应中的枢纽作用见图 6-2，小气道阻塞发生的机制见图 6-3。

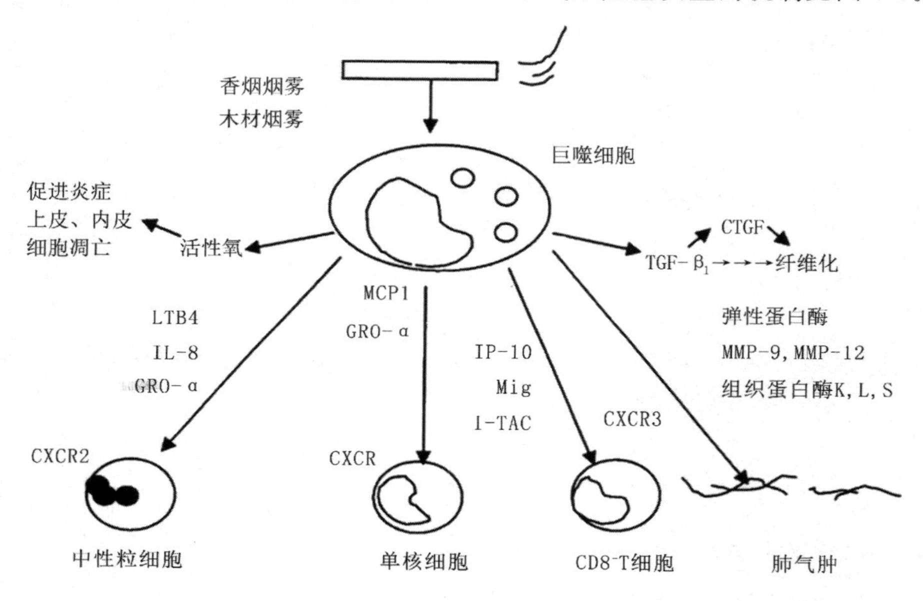

图 6-2　巨噬细胞在 COPD 炎症反应中的枢纽作用

巨噬细胞被香烟烟雾等激活后，可分泌许多炎症因子，促进了 COPD 炎症的发生，IL-8，生长相关性肿瘤基因 α(GRO-α)和白三烯 B_4(LTB_4)趋化中性粒细胞，巨噬细胞趋化蛋白 1(MCP_1)趋化单核细胞，γ-干扰素诱导性蛋白(IP-10)，γ-干扰素诱导性单核细胞因子(Mig)与干扰素诱导性 T 细胞 α-趋化因子(I-TAC)趋化 $CD8^+$ T 细胞。巨噬细胞释放基质金属蛋白酶(MMP)和组织蛋白酶溶解弹性蛋白并释放转化生长因子(TGF-β)和结缔组织生长因子(CTGF)导致纤维化。巨噬细胞还产生活性氧，放大炎症反应，损伤上皮和内皮细胞。CXCR：CXC 受体

(二)蛋白酶与抗蛋白酶的失平衡

香烟等有害气体与颗粒除了引起支气管、细支气管的炎症以外，还可引起肺泡的慢性炎症，肺泡腔内有多量的巨噬细胞与中性粒细胞聚集，前者可产生半胱氨酸蛋白酶与基质金属蛋白酶(matrix metallo proteinase，MMP)，后者可产生丝氨酸蛋白酶与基质金属蛋白酶，它们可水解肺泡壁中的弹性蛋白与胶原蛋白，

使肺泡壁溶解破裂，许多小的肺泡腔融合成大的肺泡腔，产生肺气肿，在呼吸性细支气管，则可引起呼吸性细支气管的破坏、融合，产生小叶中心型肺气肿。

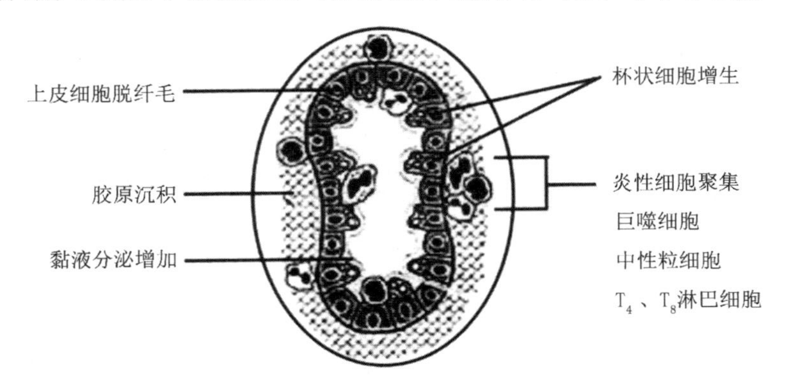

图 6-3 COPD **小气道阻塞发生机制**

杯状细胞增生，气道炎症，黏液分泌增多，上皮细胞脱落纤毛，清除能力降低，胶原沉积，气道重塑

在正常情况下，由于抗蛋白酶的存在，可与蛋白酶保持平衡，使其不致对组织产生过度的破坏，血浆中的 α_2 巨球蛋白、α_1-抗胰蛋白酶能与中性粒细胞释放的丝氨酸蛋白酶结合而使其失去活性，此外气道的黏液细胞、上皮细胞尚可分泌低分子的分泌型白细胞蛋白酶抑制药(secretory leuco protease inhibitor，SLPI)，能够抑制中性粒细胞释放的弹性蛋白酶的活性。许多组织能产生半胱氨酸蛋白酶抑制药与组织基质金属蛋白酶抑制药(tissue inhibitors of matrix metalloproteinases，TIMPs)使这两种蛋白酶失活，但在 COPD 患者，可能由于基因的多态性，影响了某些抗蛋白酶的产量或功能，使其不足以对抗蛋白酶的破坏作用而发生肺气肿(图 6-4)。

(三)氧化与抗氧化的不平衡

香烟的烟雾中含有许多活泼的氧化物，包括氮氧化物、氧自由基等，此外炎症细胞如巨噬细胞与中性粒细胞均可产生氧自由基，它们可氧化抗蛋白酶，使其失去活性，氧化物还可激活上皮细胞中的 NF-κB，促使其进入细胞核，加强了某些炎前因子的转录，如 IL-8 与 TNF-α 等，加重了气道的炎症(图 6-5)。中性粒细胞释放的活性氧还可以上调黏附分子的表达和增加气道的反应性，放大慢性炎症。

四、慢性阻塞性肺疾病的病理生理

COPD 的主要病理生理变化是气流受限，肺泡过度充气和通气灌注比例(V/Q)不平衡。

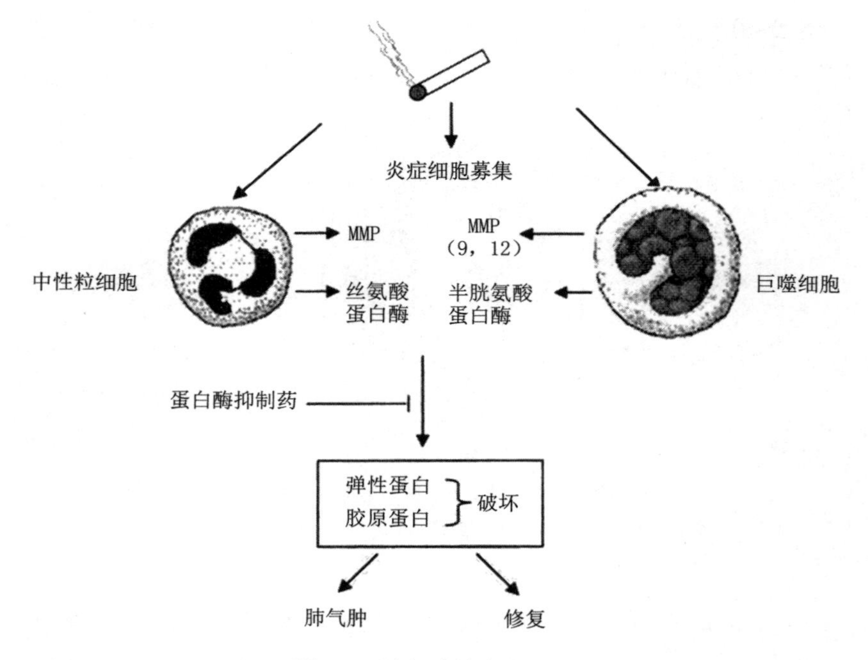

图 6-4　肺气肿的发生机制

香烟等烟雾导致炎症细胞向气道和肺泡聚集，巨噬细胞和中性粒细胞释放多种蛋白酶，而抗蛋白酶的作用减弱，二者失去平衡。细胞外基质包括弹性蛋白、胶原蛋白，受到破坏，发生肺气肿。MMP：基质金属蛋白酶

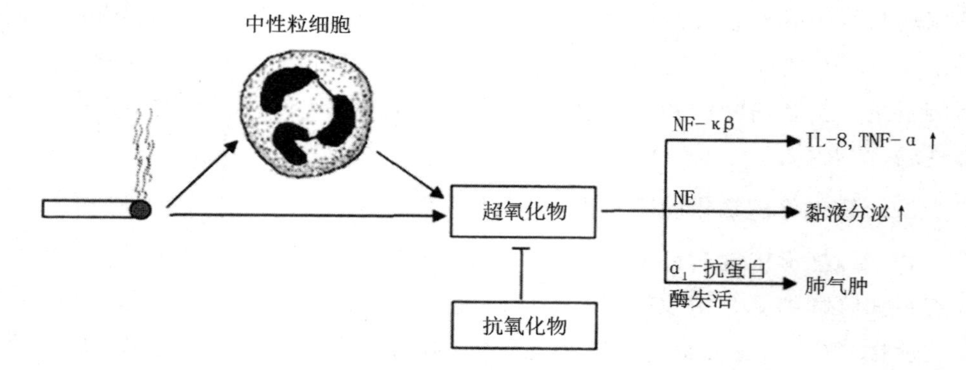

图 6-5　COPD 氧化-抗氧化失平衡

香烟烟雾与炎性细胞产生超氧化物能使上皮细胞中的 NF-κβ 激活，进入细胞核，转录 IL-8、TNF-α，中性粒细胞弹性蛋白酶(NE)可刺激黏液腺分泌，超氧化物可使 α_1-抗蛋白酶失活，有利于肺气肿的形成

(一)气流受限

支气管炎症导致黏膜水肿增厚,分泌物增多,支气管痉挛,平滑肌肥厚和气管壁的纤维化使支气管狭窄,阻力增加,流速变慢。

肺气肿时由于肺泡壁的弹性蛋白减少,弹性压降低,呼气时驱动压降低,故流速变慢,此外由于细支气管壁上,均有许多肺泡附着,肺泡壁的弹力纤维对其有牵拉扩张作用,当弹性蛋白减少时,扩张作用减弱,故细支气管壁萎陷,气流受限(图 6-6)。

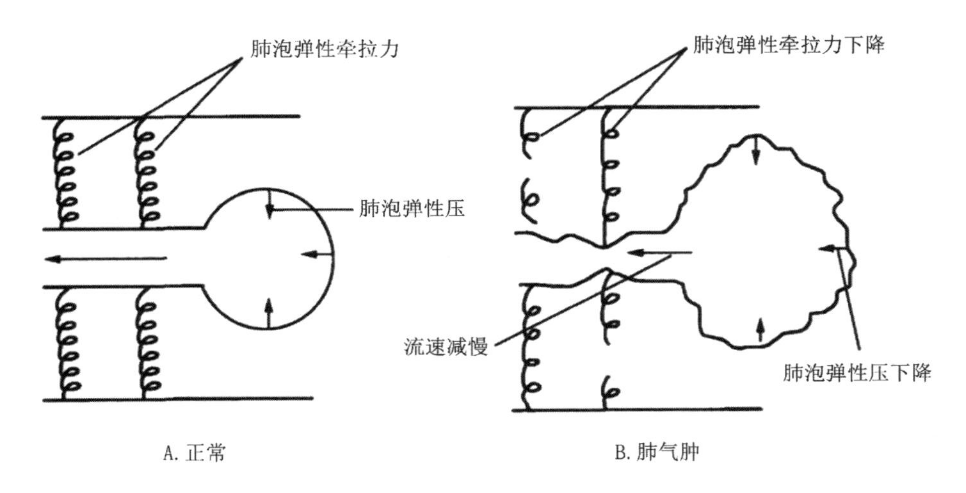

图 6-6 肺气肿时气流受限

A.正常肺泡与气道,气道壁外的弹簧表示附着在肺泡壁上的肺泡组织的弹性压力对气道壁的牵拉;B.肺气肿时,虽然肺泡容积增加,但弹性压降低,附着在气道壁外侧的肺泡由于弹性压降低,使其对气道的牵拉作用减弱,气道变窄,以上两种原因使气体流速受限

在 COPD 患者,由于肺泡弹性压的降低,支气管阻力的增加,最大呼气流速(maximal expiratory flow rates,Vmax)也明显受限(图 6-7)。

图 6-7 为最大呼气流速容积(MEFV)曲线,从肺总量(total lung capacity,TLC)位用力呼气至残气容积(residual volume,RV)位,纵坐标为流速,横坐标为肺容积,左边线为升支,代表用力呼气的前 1/3,右边线为降支,代表用力呼气的后 2/3,顶点代表用力呼气峰流速,它是用力依赖性的,呼气越用力,则该点越高,而在该点以后各点的 Vmax,则是非用力依赖性的,是在该点的肺容积情况下所得到的最大流速,即使再用力呼气,流速也不再增加,其发生的机制可以用在用力呼气时,胸腔内的气道受到的动态压迫解释(图 6-8)。

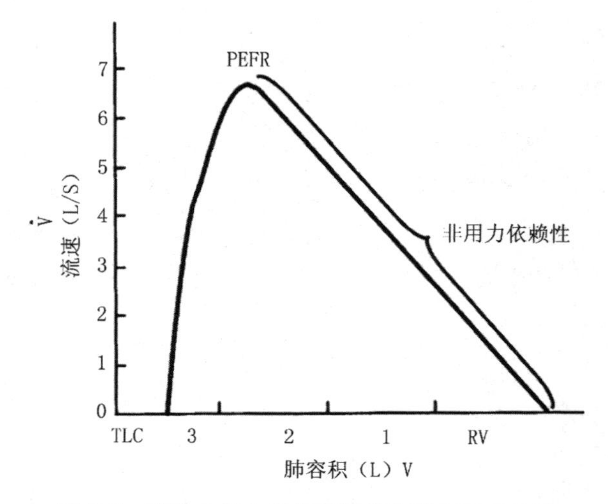

图 6-7　正常人最大呼气流速容积(MEFV)曲线

纵坐标为流速(V),横坐标为肺容积(V),曲线的顶点为呼气峰流速(peak expiratory flow rate,PEFR),是用力依赖性的,曲线下降支各点的流速为非用力依赖性的

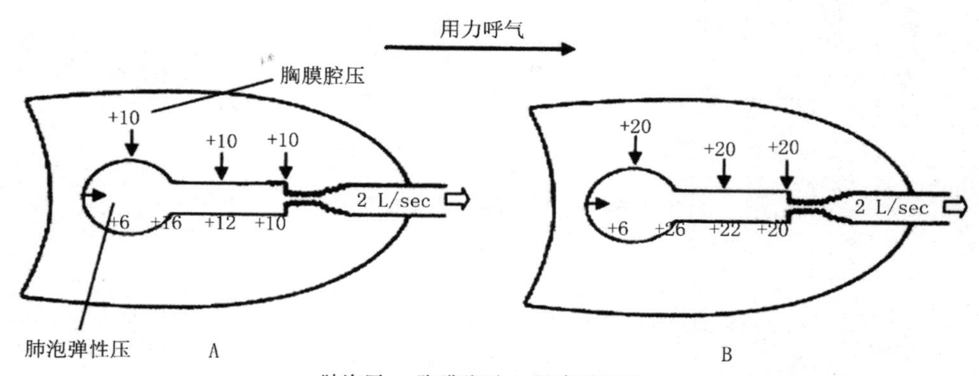

图 6-8　非用力依赖部分的流速受限

A.肺泡弹性压＝6 cmH_2O,开始用力呼气时,胸膜腔压＝10 cmH_2O,肺泡压＝16 cmH_2O。随着呼气的进行,气道内压逐渐降低,等压点为 10 cmH_2O,等压点下游的气道内压＜气道外压,动态压迫变窄。B.呼气用力加大,胸膜腔压由 10 cmH_2O增加到 20 cmH_2O,肺泡压由 16 cmH_2O 增加到26 cmH_2O,气道内外的压力增加量是一样的,等压点不变,气道受压部位不变,流速没有增加

图 6-8A 显示在某肺容积情况下,用力呼气时的流速受限,设肺泡弹性压(Pel)＝0.59 kPa(6 cmH_2O),胸膜腔压(Ppl)＝0.98 kPa(10 cmH_2O),肺泡压(Palv)＝Pel＋Ppl＝1.57 kPa(16 cmH_2O),肺泡压为驱动压,驱动肺泡气向口腔

侧运动，形成气道内压，在肺泡压驱动流速前进的过程中，必须不断地克服气道的阻力，消耗能量。因此气道内压从肺泡侧到口腔侧，逐渐地减弱，最后气道内压等于大气压，流速停止，由于气道内压不断地减弱，胸腔内的气道必有一点，气道内外的压力达到平衡，这一点称为等压点(equal pressure point，EPP)，在图 6-8A 中，等压点的压力为 0.98 kPa(10 cmH_2O)，在等压点的上游(肺泡侧)，气道内压大于胸膜腔压，气道不致萎陷，但在等压点的下游(口腔侧)，气道内压小于胸膜腔压，因此气道萎陷，阻力增加，流速降低(动态压迫)。在用力呼气时，胸膜腔压增加，一方面增加肺泡压，同时也增加了对胸腔内气道外侧壁的压力，而且这两个压力增加的量是相等的，因此等压点不变，即使再用力，流速也不会增加，如图 6-8B 所示，胸膜腔压由 0.98 kPa(10 cmH_2O)增加到 1.96 kPa(20 cmH_2O)，肺泡压由1.57 kPa(16 cmH_2O)变为 2.55 kPa(26 cmH_2O)，气道外压也由 0.98 kPa(10 cmH_2O)变为1.96 kPa(20 cmH_2O)，气道内外增加的压力量是一样的，等压点不变，流速仍然受限，应当注意，肺容积不同，等压点的位置也不同，在高肺容积时，肺泡弹性压也加大，同时对气道壁的牵拉作用也加大，因此胸腔内气道是扩张的，此时等压点在有软骨支撑的气管附近，用力呼气，气管不致萎陷，而只会增加流速，故 Vmax 是用力依赖性的，随着呼气的进行，肺容积越来越小，肺泡弹性压也越来越低，气道的阻力越来越大，为克服气道阻力，气道内压更早地消耗变小，气道内外的压力更早地达到平衡，也就是说，等压点逐渐向肺泡侧移位，气道壁越来越缺少软骨的支撑，容易受到胸膜腔压力的压迫，使流速受限，此时 Vmax 变为非用力依赖性的，等压点的上游，最大流速取决于肺泡弹性压与气道阻力的大小，而与用力的大小无关。

正常人在用力呼气时的流速容积曲线，同样也显示，开始 1/3 是用力依赖性的，后 2/3 是非用力依赖性的，但在 COPD 患者，由于肺泡弹性压降低，气道阻力增加，等压点向上游移位，比正常人更靠近肺泡侧，常常在小气道，在用力呼气时，气道容易过早地陷闭，使 RV 加大，而且在相同肺容积情况下，其 Vmax 比正常人为小，在 MEFV 曲线上，表现为降支呈勺状向内凹陷图 6-9)。

图 6-9 为一重度 COPD 患者(左侧)和一正常人(右侧)MEFV 曲线的比较，纵坐标为流速，横坐标为肺容积，COPD 患者的肺容积大，PEFR 明显降低，且降支明显地呈勺状向内凹陷。

(二)肺泡过度充气

在 COPD 患者常有 RV 和功能残气量(functional residual capacity，FRC)的增加，由于肺泡弹性压的降低和气道阻力的增加，呼气时间延长，在用力呼气末，肺泡气往往残留较多，因而 RV 增加，前述用力呼气时，小气道过早地陷闭，也是 RV 增加的原因，FRC 是潮气呼气末的肺容积，此时向外的胸壁弹性压和向内的肺泡弹性压保持平衡，肺气肿时，肺泡弹性压降低，向外扩张的力强，因而 FRC 增加，COPD 患者在潮气呼吸（平静呼吸）时，由于气道阻力的增加和呼吸频率的增快，呼气时间不够长，往往不足以排出过多的肺泡气，就要开始下一次吸气，因此 FRC 越来越高，这种情况称为动态性过度充气，随着 FRC 的增加，肺泡弹性压也增加，在呼气末，肺泡压可大于大气压，所增加的压力称为内源性呼气末正压（intrinsic postive end expiratory pressure，PEEPi），在下一次吸气时，胸膜腔的负压必须先抵消 PEEPi 后，才能有空气吸入，因而增加了呼吸功。

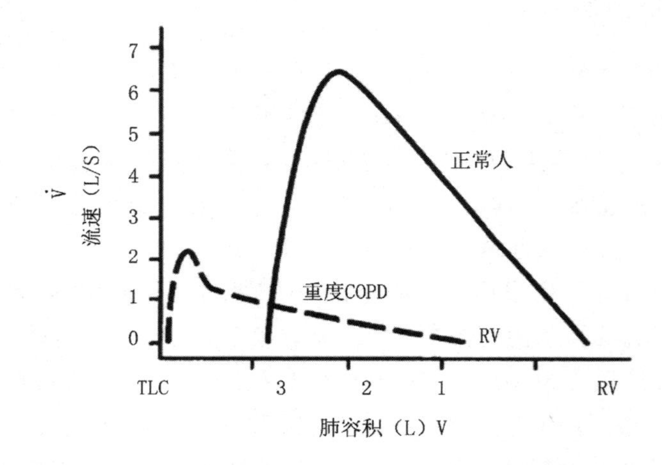

图 6-9　正常人与重度 COPD 患者的流速容积曲线

纵坐标为流速（V̇），横坐标为肺容积（V），COPD 患者 TLC 与 RV 明显增加，呼气峰流速降低，肺容积＜70％FVC 时，流速明显受限，曲线的降支呈勺状凹陷

由于肺容积增加，横膈低平，在吸气开始时，横膈肌的肌纤维缩短，不在原始位置，因而收缩力减弱，容易发生呼吸肌疲劳。

由以上的病理生理可见，中重度 COPD 患者由于动态性肺泡过度充气，肺泡内源性 PEEP，吸气时对膈肌不利的几何学位置，在吸气时均会加重呼吸功，因此感到呼吸困难，特别是体力活动时，需要增加通气量，更感呼吸困难，最后导致呼吸肌疲劳和呼吸衰竭。

COPD 患者，呼气的时间常数延长，时间常数＝肺顺应性×气道阻力，COPD 患者常有肺顺应性与气道阻力的增加，所以时间常数延长，呼气时间常常不足以排出过多的肺泡气，使肺容积增加，肺容积过高时，肺顺应性反而降低，以致呼吸功增加，肺泡通气量（alveolar ventilation，VA）减少，但若肺泡的血流灌注量更少，肺气肿区仍然是通气大于灌注，存在无效腔通气，无效腔通气是无效通气，徒然增加呼吸功。

(三)通气灌注比例不平衡

COPD 患者的各个肺区肺泡顺应性和气道阻力常有差异，因而时间常数也不一致，造成肺泡通气不均，有的肺泡区通气高于血流灌注(高 V/Q 区)，有的肺泡区通气低于血流灌注(低 V/Q 区)，高 V/Q 区有部分气体是无效通气(死腔通气)，低 V/Q 区则流经肺泡的血液得不到充分的氧合，即进入左心，产生低氧血症，这种低氧血症发生的机制是由于 V/Q 比例不平衡所致。慢性低氧血症会引起肺血管收缩，血管内皮、平滑肌增生和管壁重塑与继发性红细胞增多，产生肺动脉高压和肺源性心脏病。

五、慢性阻塞性肺疾病的临床表现

早期患者，即使肺功能持续下降，可毫无症状，及至中晚期，出现咳嗽、咳痰、气短等症状，痰量因人而异，为白色黏液痰，合并细菌感染后则变为黏液脓性。在长期患病过程中，反复急性加重和缓解是本病的特点，病毒或细菌感染常常是急性加重的重要诱因，常发生于冬季，咯血不常见，但痰中可带血丝，如咯血量较多，则应进一步检查，以除外肺癌和支气管扩张，晚期患者气短症状常非常明显，即使是轻微的活动，都不能耐受。进行性的气短，提示肺气肿的存在。

晚期患者可见缩唇呼吸，呼气时嘴唇呈吹口哨状，以增加气道内压，使肺泡气缓慢地呼出，避免小气道过早地萎陷，以减少 RV。患者常采取上身前倾，两手支撑在椅上的特殊体位，此种姿势，可固定肩胛带，使胸大肌和背阔肌活动度增加，以协助肋骨的运动。患者胸廓前后径增加，肺底下移，呈桶状胸，呼吸运动减弱，叩诊为过清音，呼吸音减弱，肺底可有少量湿啰音，如湿性啰音较多，则应考虑合并支气管扩张，肺炎，左心衰竭等。COPD 在急性加重期，肺部可听到哮鸣音，表示支气管痉挛或黏膜水肿，黏液堵塞，但其程度常不如支气管哮喘那样严重而广泛。患者缺氧时，可出现发绀，如果有杵状指，则应考虑其他原因所致，例如合并肺癌或支气管扩张等，因 COPD 或缺氧本身。并不会发生杵状指。合并肺源性心脏病时，可见颈静脉怒张，伴三尖瓣收缩期反流杂音，肝大、下肢水肿等，但水肿并不一定表示都有肺源性心脏病，因 COPD 呼吸衰竭伴低氧血症和高碳酸血症时，肾小球滤过率减少也可发生水肿。单纯肺源性心脏病导致心衰时，很少有胸腔积液，如有胸腔积液则应进一步检查，以除外其他原因所致，例如合并左心衰竭或肿瘤等，呼吸衰竭伴膈肌疲劳时可出现胸腹矛盾呼吸运动，即在吸气时,胸廓向外,腹部内陷,呼气时相反。并发肺性脑病时,患者可出现嗜睡,神志障碍,与严重的低氧血症和高碳酸血症有关。

COPD 可分两型,即慢支型和肺气肿型。慢支型又称紫肿型(blue bloater,BB),因缺氧发绀较重,常常合并肺源性心脏病,水肿明显;肺气肿型又称红喘型(pink puffer,PP),因缺氧相对较轻,发绀不明显,而呼吸困难、气喘较重。大多数患者,兼具这两型的特点,但临床上以某型的表现为主,确可见到。两型的特点见表 6-1。

表 6-1 COPD 慢支型与肺气肿型临床特点的比较

	慢支型	肺气肿型
气短	轻	重
咳痰	多	少
支气管感染	频繁	少
呼吸衰竭	反复出现	终末期表现
胸部 X 射线	纹理增重,心脏大	肺透光度增加、肺大疱、心界小
PaO_2(mmHg)	<60	>60
$PaCO_2$(mmHg)	>50	<45
血细胞比容	高	正常
肺源性心脏病	常见	少见或终末期表现
气道阻力	高	正常至轻度
弥散能力	正常	降低

六、慢性阻塞性肺疾病的实验室检查

(一)胸部 X 射线与 CT

慢支可见肺纹理增多;如果病变以肺气肿为主,可见肺透光度增加,肺纹理稀少,肋间隙增宽,横膈低平,有时可见肺大疱,普通 X 射线对肺气肿的诊断阳性率不高,即使在中重度肺气肿,其阳性率也只有 40%。薄层(1~1.5 mm)高分辨 CT 阳性率比较高,与病理表现高度相关,CT 上可见到低密度的肺泡腔、肺大疱与肺血管减少,并可区别小叶中心型肺气肿,全小叶型肺气肿或隔旁肺气肿。胸部 X 射线检查的另一重要功能在于发现其他肺疾病或心脏疾病,有助于 COPD 的鉴别诊断和并发症的诊断。

(二)肺功能

COPD 的特点是慢性气流受限,要证实有无气流受限,只能依靠肺功能检查，最常用的指标是一秒钟用力呼气容积（forced expiratory volume in one second，FEV_1）占其预计值的百分比（FEV_1%预计值）和 FEV_1 与其用力肺活量（forced vital capacity，FVC）之比（FEV_1/FVC）。后者是检出早期 COPD 一项敏感的指标，而 FEV_1%预计值对中晚期 COPD 的检查比较可靠，因中晚期 COPD，FVC 的降低比 FEV_1 的降低可相对更多，如果以 FEV_1/FVC 作为检测指标，则其比值可以不低或高。在诊断 COPD 时，必须以使用支气管舒张药以后测定的 FEV_1 为准，FEV_1＜80%预计值，和/或 FEV_1/FVC＜70%可认为存在气流受限，FEV_1 值要求是使用支气管舒张药以后测定的，是为了去除可逆因素的影响，反映的是基础 FEV_1 值，如果基础值低于正常，则证明该气流受限不完全可逆。因 FEV_1 可反映大小气道功能，且其重复性好，最为常用，呼气峰流速（PEF）的重复性比 FEV_1 差，一般不常用。

中晚期 COPD 患者常有 TLC、FRC、RV 与 RV/TLC 比例的增加，但这些改变均非特异性的，不能区别慢支和肺气肿。

肺气肿时由于肺泡壁破坏，肺血管床面积减少，因此肺一氧化碳弥散量（carbon monooxide diffusing capacity of lung，DLCO）降低，降低的程度与肺气肿的严重程度大致平行，如果有DLCO的降低，则提示有肺气肿存在，但无 DLCO 的降低，不能排除有肺气肿，因 DLCO 不是一项敏感的指标。

肺顺应性（CL）可以用肺泡弹性压（Pel）与肺容积（V）相对应的变化表示，即 $CL=\triangle V/\triangle Pel(L/cmH_2O)$，肺气肿时，Pel 降低，CL 增加，可作为肺气肿的一个标志，但测定 Pel，需先测定胸膜腔内压，需放置食管气囊，实际工作中不易实行。

中重度 COPD 患者，常常伴有明显的气短和活动耐力的降低，但气短症状与 FEV_1、FVC 的降低常常不平行，因此许多学者认为现在 COPD 轻重程度的分级，仅根据肺功能是不全面的，还应参考呼吸困难程度（分级）、营养状况[体重指数＝体重(kg)/身高^2(m^2)]、运动耐力（6 分钟步行试验）等指标，但也应指出，现在的肺功能分级，仅根据 FEV_1、FVC 的改变也是不全面的，COPD 的气短常常与肺泡的动态性过度充气，内源性 PEEP 等有关，而 FEV_1、FVC 并不是反映肺泡动态性过度充气的指标，深吸气量（inspiratory capacity，IC）＝TLC-FRC，因 TLC 在短期内变化不大，IC 与 FRC 成反比，IC 能间接反映 FRC 的大小，而 FRC 代表肺泡的充气程度，当肺泡过度充气时，FRC 增加，IC 减少，过度充气改善时，FRC 减少，IC 增加，它是反映气短和活动耐力程度较好的指标，当 IC 降至 40%正常预计值以下时，常有明显的气短和活动耐力的下降，IC 的改变也可作为评价 COPD 治疗反应和预后的重要指标。

(三)动脉血气

测定的指标包括动脉氧分压(arterial oxygen partial pressure,PaO_2)、二氧化碳分压(arterial carbon dioxide partial pressure,$PaCO_2$)、酸碱度(hydrogen ion concentration,pH)。平静时在海平面吸空气情况下,PaO_2<8.0 kPa(60 mmHg),$PaCO_2$≤6.0 kPa(45 mmHg),表示COPD伴有Ⅰ型呼吸衰竭;PaO_2<8.0 kPa(60 mmHg),$PaCO_2$>6.7 kPa(50 mmHg),表示伴有Ⅱ型呼吸衰竭,pH的正常范围为7.35~7.45,其测定可帮助判断有无酸碱失平衡。

当PaO_2低于正常值时,FEV_1常在50%预计值以下,肺源性心脏病时,FEV_1常在30%预计值以下,PaO_2常在7.3 kPa(55 mmHg)以下,慢性呼吸衰竭可导致肺源性心脏病的发生,当有肺源性心脏病的临床表现时,即使FEV_1>30%预计值,也提示属于第Ⅳ级极重度COPD。

(四)血红蛋白

当PaO_2<7.3 kPa(55 mmHg)时,常伴有红细胞的增多与血红蛋白浓度的增加,因此血红蛋白浓度高时,提示有慢性缺氧的存在。

七、慢性阻塞性肺疾病的诊断与鉴别诊断

(一)诊断

COPD是一种渐进性疾病,经过多年的发展才发生症状,因此发病年龄多在40岁以后,大多数患者有吸烟史或有害气体粉尘接触史,晚期患者根据其年龄、病史、症状、体征、胸部X射线、肺功能、血气检查结果不难做出诊断,但在诊断上应注意以下几点。

(1)COPD患者早期可无任何症状,要做到早期诊断,必须做肺功能检查,正常人自25岁以后,肺功能呈自然下降趋势,FEV_1每年下降20~30 mL,但COPD患者每年下降40~80 mL,甚至更多,如果一个吸烟者经随访数年(3~4年),FEV_1逐年下降明显,即应认为是在向COPD发展,应劝患者戒烟。FEV_1/FVC对早期COPD的诊断是一个较敏感的指标。在20世纪70年代至80年代早期,小气道功能检查曾风靡一时,如闭合容积/N活量%(CV/VC%),50%肺活量时最大呼气流速(V50),25%肺活量时最大呼气流速(V25),Ⅲ相斜率(AN2/L)等,当时认为这些指标的异常是早期COPD的表现,但经多年的观察,这些指标的异常并不能预测COPD的发生,而应以使用支气管舒张药后FEV_1/FVC,FEV_1%预计值异常作为COPD早期诊断的指标,如果FEV_1/FVC

<70%,而 FEV_1≥80%预计值,则是早期气流受限的指征。

(2)慢支的诊断标准是每年咳嗽、咳痰时间>3 个月,连续 2 年以上,并能除外其他心肺疾病,但这个时间标准是为做流行病学调查而人为制订的,对个体患者,要了解有无慢性气流受限及其程度,则必须做肺功能检查,如果已有肺功能异常,虽然咳嗽,咳痰时间未达到上述标准,亦应诊断为 COPD,反之,咳嗽、咳痰时间虽然达到了上述标准,但肺功能正常,亦不能诊断为 COPD,而应随访观察。

(3)COPD 患者中,绝大多数慢支与肺气肿并存,但二者的严重程度各异,肺气肿的诊断实际上是一个解剖学诊断,因根据其定义,必须有广泛的气腔壁的破坏,但在实际工作中,要求解剖诊断是不可能的,而慢支与肺气肿都可引起慢性气流受限,二者在肺功能上较难区别,如果 DLCO 减少,肺顺应性增加,则有助于肺气肿的诊断,胸部薄层高分辨率 CT 对肺气肿的诊断也有帮助。但应注意吸烟者中有相当一部分人胸部高分辨率 CT 可见肺气肿的影像,只有在肺功能检查时出现气流受限,才能诊断为 COPD。

(4)COPD 轻重程度肺功能的分级(表 6-2)。

表 6-2 COPD 轻重程度肺功能的分级(FEV_1:吸入支气管舒张药后值)

级别	肺功能
Ⅰ级(轻度)	FEV_1/FVC<70%,FEV_1≥80%预计值
Ⅱ级(中度)	FEV_1/FVC<70%,50%≤FEV_1<80%预计值
Ⅲ级(重度)	FEV_1/FVC<70%,30%≤FEV_1<50%预计值
Ⅳ级(极重度)	FEV_1/FVC<70%,FEV_1<30%预计值或 30%≤FEV_1<50%预计值,伴有慢性呼吸衰竭

(5)COPD 发展过程中,根据病情可分为急性加重期和稳定期。急性加重期是指患者在其自然病程中咳嗽、咳痰、气短急性加重,超越了平常日与日间的变化,需要改变经常性治疗者。急性加重的诱因,主要是支气管病毒或细菌的感染和空气污染,但也有 1/3 原因不明,急性加重时,痰量增加,变为脓性或黏液脓性,肺部可出现哮鸣音或伴发热等,合并肺炎时,虽然也可诱发急性加重,但肺炎本身并不属于急性加重的范畴;稳定期患者咳嗽、咳痰、气短等症状稳定或症状轻微。

(6)晚期支气管哮喘和支气管扩张患者,肺功能可类似 COPD,不应诊断为 COPD,但可合并有 COPD。在诊断 COPD 时必须除外其他可能引起气流受限的疾病。

（二）鉴别诊断

COPD应注意与支气管扩张、肺结核、支气管哮喘、特发性间质性肺炎等鉴别。前二者根据其临床表现和胸部X射线不难鉴别，而COPD与支气管哮喘的鉴别有时比较困难，二者均有FEV_1的降低，通常是以慢性气流受限的可逆程度协助诊断，具体方法如下。

支气管舒张试验：①试验时患者应处于临床稳定期，无呼吸道感染。试验前6小时、12小时分别停用短效与长效β_2受体激动药，试验前24小时停用茶碱制剂。②试验前休息15分钟，然后测定FEV_1共3次，取其最高值，吸入沙丁胺醇，或特布他林2～4喷，10～15分钟后再测定$FEV_1$3次，取其最高值。③计算FEV_1改善值，如果，且FEV_1绝对值在吸药后增加200 mL以上，为支气管舒张试验阳性，表示气流受限可逆性较大，支持支气管哮喘的诊断；如吸药后FEV_1改善率<15%则支持COPD的诊断。本试验在吸药后FEV_1改善率越大，则对阳性的判断可靠性越大，如果吸药后FEV_1绝对值的改善>400 mL，则更有意义。

因有10%～20%的COPD患者支气管舒张试验也可出现阳性，故单纯根据这一项检查来鉴别是哮喘或COPD是不可取的，还应结合临床表现，综合判断才比较可靠。

在临床工作中经常遇到的是关于慢性喘息型支气管炎（慢喘支）的鉴别诊断问题，慢喘支与支气管哮喘很难区别，所谓慢喘支可能包括两种情况，一种是COPD合并了支气管哮喘，另一种是COPD急性加重期时，肺部出现了哮鸣音。如果一个COPD患者，出现了典型的支气管哮喘症状，例如接触某些变应原或刺激性气体后，肺部出现广泛的哮鸣音，过敏性体质，皮肤变应原试验阳性，支气管舒张试验阳性，对皮质激素治疗反应良好，则应诊断为COPD合并支气管哮喘。哮鸣音并非支气管哮喘所独有，某些COPD患者在急性加重时亦可出现哮鸣音，如果不具备以上哮喘发作的特点，则不应诊断为COPD合并哮喘，而应诊断为单纯的COPD。慢性喘息型支气管炎这一名词以不用为宜，因应用这一名词，容易与COPD合并支气管哮喘发生混淆。

COPD还应与特发性间质性肺炎相鉴别，因二者均有慢性咳嗽，气短等症状，后者胸部X射线上的网状纹理容易误认为是慢支，但如果注意到其他特点则不难鉴别，COPD的肺容积增加而特发性间质性肺炎肺容积减小，前者肺功能为阻塞性通气障碍而后者为限制性通气障碍，胸部高分辨率CT更容易将二者区别开来。应当注意的是COPD合并特发性间质性肺炎或其他限制性肺疾病时，其肺功能则兼具阻塞性通气障碍和限制性通气障碍的特点，因二者 FEV_1、FVC都可以降低，此时诊断阻塞性通气障碍主要是根据 FEV_1/FVC 的降低，而限制性通气障碍主要是根据TLC的减少。

八、慢性阻塞性肺疾病的治疗

治疗原则：①缓解症状；②预防疾病进展；③改善活动的耐受性；④改善全身状况；⑤预防治疗并发症；⑥预防治疗急性加重；⑦降低病死率。

（一）稳定期的治疗

1.戒烟

COPD与吸烟的关系十分密切，应尽一切努力劝患者戒烟，戒烟以后，咳嗽、咳痰可有很大程度的好转，对已有肺功能损害的患者，即使肺功能不能逆转，但戒烟后也可以明显延缓病情的发展，提高生存率，对每一个COPD患者，劝其戒烟是医师应尽的职责，也是一项重要的治疗，据调查经医师3分钟的谈话，可使5%～10%的患者终身戒烟，其效果是可观的。

2.预防治疗感染

病毒与细菌感染常是病情加重的诱因，因寄生于COPD患者下呼吸道的细菌经常为肺炎链球菌与流感嗜血杆菌，如痰色变黄，提示细菌感染，可选用羟氨苄青霉素、羟氨苄青霉素/棒酸、头孢克洛、头孢唑肟等，重症患者可根据痰培养结果，给予抗生素治疗。为预防流感与肺炎，可行流感疫苗与肺炎链球菌疫苗的预防注射，流感疫苗能减少COPD的重症和病死率50%左右，效果显著；肺炎链球菌疫苗可减少肺炎的发生，对65岁以上的老年人或肺功能较差者推荐应用。

3.排痰

COPD患者的咳嗽是因痰多引起，因此应助其排痰而不是单纯镇咳，有些患者痰液黏稠，不易咳出，不仅影响通气功能，还会增加感染机会，可口服沐舒坦、氯化铵或中药祛痰药等，也可超声雾化吸入，注意补充液体，入量过少则会使痰液干燥黏稠，不易咳出。

4.抗胆碱能药物

COPD患者的迷走神经张力较高，而支气管基础口径是由迷走神经张力决定的，迷走神经张力越高，则支气管基础口径越窄。此外各种刺激，均能刺激迷走神经末梢，反射性地引起支气管痉挛，抗胆碱能药物可与迷走神经末梢释放的乙酰胆碱竞争性地与平滑肌细胞表面的胆碱能受体相结合，因而可阻断乙酰胆碱所致的支气管平滑肌收缩，对 COPD 患者有舒张支气管的作用，并可与 β_2 受体激动药合用，比单一制剂作用更强。

抗胆碱能药物吸入剂有溴化异丙托品，它是阿托品的四胺衍生物，难溶于脂质，因此与阿托品不同，经呼吸道或胃肠道黏膜吸收的量很少，从而可避免吸入后类似阿托品的一些不良反应。用定量吸入器(MDI)每天喷 3～4 次，每次 2 喷，每喷 20 μg，必要时每次可喷 40～80 μg，水溶液用雾化器雾化吸入，每次剂量可用 0.025％水溶液 2 mL(0.5 mg)，用生理盐水 1 mL 稀释，吸入后起效时间为 5 分钟，30～60 分钟达高峰，维持 4～6 小时，由于此药不良反应较少，可长期吸入，但溴化异丙托品的作用时间短，疗效也不是很理想。

新近研制的长效抗胆碱能药噻托溴铵，一次吸入后，其作用＞24 小时。胆碱能的受体为毒蕈碱受体，在人体主要有 M_1、M_2、M_3 3 种亚型，M_1 存在于副交感神经节，能介导乙酰胆碱的传递，M_3 分布在气道平滑肌细胞上，可能还分布在黏膜下腺体细胞上，能介导乙酰胆碱的作用，故 M_1、M_3 能促进气道平滑肌收缩和黏液腺分泌，M_2 分布在胆碱能神经末梢上，能反馈性地抑制乙酰胆碱的释放，故能部分地抵消 M_1、M_3 的作用。噻托溴铵能够竞争性地阻断乙酰胆碱与以上受体的结合，其对 M_1、M_3 的亲和力，比溴化异丙托晶强 10 倍，而其解离速度则慢 100 倍，对 M_2 的亲和力，虽然噻托溴铵也比溴化异丙托品强 10 倍，但二者与 M_2 的解离速度都比与 M_1、M_3 的解离速度快得多，因此噻托溴铵对 M 受体具有选择性，对乙酰胆碱的阻断作用比溴化异丙托品强而且持久，每天吸入 18 μg，作用持续＞24 小时，能够有效地舒张支气管，减少肺泡动态性过度充气，缓解呼吸困难，其治疗作用 6 周达到高峰，能够减少 COPD 的急性加重和住院率。噻托溴铵的缺点是起效时间稍慢，约为 30 分钟，吸入后 3 小时作用达高峰，因此在急性加重期，不宜于单独用药，其口干的不良反应较溴化异丙托品常见，但并不严重，多数患者可以耐受。

5.β_2 受体激动药

其能舒张支气管，并有刺激支气管上皮细胞纤毛运动以利排痰的作用，可以预防各种刺激引起的支气管痉挛。常用的气雾剂有沙丁胺醇、特布他林等。前者每次吸入 100～200 μg(即喷吸 1～2 次)，每天 3～4 次，后者每次吸入 250～500 μg，每天 3～4 次，吸入后起效时间为 5 分钟，1 小时作用达高峰，维持 4～6 小时。

6.氨茶碱

其有舒张支气管，加强支气管上皮细胞纤毛运动，改善膈肌收缩力的作用，根据病情缓急，可口服或静脉滴注，但后者可使心率增快，宜慎用，目前有长效茶碱控释片，每天 2 次，一次 1 片，可维持疗效 24 小时。茶碱血浓度监测对估计疗效和不良反应有一定意义，>5 mg/L 即有治疗作用，>15 mg/L时，不良反应明显增加。

7.糖皮质激素

长期吸入皮质激素并不能改变 COPD 患者 FEV_1 下降的趋势，但对 FEV_1 <50%预计值并有症状和反复发生急性加重的 COPD 患者，规则地每天吸入布地奈德/福莫特罗，或沙美特罗/氟地卡松联合制剂可减少急性加重的发作。前者干粉每吸的剂量为 160 μg/4.5 μg，后者干粉每吸的剂量为 50 μg/250 μg，每次 1～2 吸，每天 2 次。

8.氧疗

氧疗的指征为：① PaO_2≤7.3 kPa(55 mmHg)或动脉血氧饱和度(SaO_2)≤88%，有或无高碳酸血症；② PaO_2 7.3～8.0 kPa(55～60 mmHg)，或 SaO_2 <89%，并有肺动脉高压、心力衰竭水肿或红细胞增多症(血细胞比容>55%)。COPD 呼吸衰竭患者除低氧血症外，常伴有二氧化碳潴留，吸入氧浓度(FiO_2)过高，会加重二氧化碳潴留，对呼吸衰竭患者应控制性给氧，氧流量1～2 L/min。呼吸衰竭患者最大的威胁为低氧血症，因会造成脑缺氧的不可逆性损害，因此对 COPD 合并明显的低氧血症患者，应首先给氧，但氧疗的目标是在静息状态下，将 PaO_2 提高到 8.0～10.0 kPa(60～75 mmHg)，或使 SaO_2 升至90%～92%，如果要求更高，则需加大 FiO_2，容易发生二氧化碳麻醉。

对 COPD 所致的慢性低氧血症患者，使用长期的家庭氧疗，每天吸氧≥15 小时，生存率有所改善。长期吸氧可以缓解患者的呼吸困难，改善生活质量，树立生活信心，对肺源性心脏病患者可以降低肺动脉压，改善心功能，因此应作为一个重要的治疗手段。

9.强心药与血管扩张药

对肺源性心脏病患者除伴有左心衰竭或室上性快速心律失常需用洋地黄外，一般不宜用，因缺氧时容易发生洋地黄中毒，对肺源性心脏病的治疗主要依靠纠正低氧血症和高碳酸血症，改善通气，控制感染，适当利尿等。近年来使用血管扩张药以降低肺动脉压的报道很多，其目的是减少右心室的后负荷，增加心排血量，改善氧合和组织的供氧，但使用血管扩张药后，有些患者的 PaO_2 反而下降，因 COPD 患者缺氧的主要原因，是肺内的 V/Q 比例不平衡，低 V/Q 区因为流经肺泡的血液不能充分氧合，势必降低 PaO_2，出于机体的自我保护机制，低

V/Q 区的供血小动脉发生反射性痉挛，以维持 V/Q 比例的平衡，使用血管扩张药后，低 V/Q 区的供血增加，又恢复了 V/Q 比例的不平衡，故 PaO_2 下降，而这部分增加的供血，则是由正常 V/Q 区或高 V/Q 区转来，使这两个区域的 V>Q，增加了无效腔通气，使 $PaCO_2$ 增加。一氧化碳吸入是选择性肺血管扩张药，但对 COPD 的缺氧治疗同样无效，还会增加 V/Q 比例的不平衡，而对急性呼吸窘迫综合征（ARDS）治疗有效，是因后者的缺氧机制是肺内分流，而前者的缺氧机制是 V/Q 比例不平衡，故吸入一氧化碳对 COPD 不宜。

10.肺减容手术（lung volume reduction surgery，LVRS）

对非均匀性肺气肿，上叶肺气肿较重而活动耐力下降的患者，切除过度扩张的部分，保留较轻的部分，可以减少 TLC、FRC，改善肺的弹性压与呼吸肌功能，改善生活质量，但由于费用昂贵，又是一种姑息手术，只能有选择地用于某些患者。

11.肺移植

对晚期 COPD 患者，经过适当的选择，肺移植可改善肺功能和生活质量，但肺移植的并发症多，成功率低，费用高，目前很难推广。

12.呼吸锻炼

对 COPD 患者应鼓励其做缓慢的深吸气深呼气运动，胸腹动作要协调，深呼气时要缩唇，以增加呼气时的阻力，防止气道萎陷，每天要有适合于自身体力的运动，以增加活动的耐力。

13.营养支持

重度 COPD 患者常有营养不良表现，可影响呼吸肌功能和呼吸道的防御功能，因此饮食中应含足够的热量和营养成分，接受呼吸机治疗的 COPD 患者，如果输入碳水化合物过多，会加重高碳酸血症，但对非呼吸机治疗患者则不必过多地限制碳水化合物，因减少碳水化合物，必然要增加脂肪含量，会引起患者厌食，营养支持是否能减少重症的发作和病死率，尚有待进一步的研究。

总之，稳定期 COPD 的治疗应根据病情而异，其分级治疗，表 6-3 可供参考。

表 6-3　稳定期 COPD 患者的推荐治疗

分期	特征	治疗方案
Ⅰ级（轻度）	$FEV_1/FVC<70\%$，$FEV_1\geq80\%$预计值	避免危险因素；接种流感疫苗；按需使用支气管扩张药
Ⅱ级（中度）	$FEV_1/FVC<70\%$，$50\%\leq FEV_1<80\%$预计值	在上一级治疗的基础上，规律应用一种或多种长效支气管扩张药，康复治疗

续表

分期	特征	治疗方案
Ⅲ级(重度)	$FEV_1/FVC<70\%$,$30\%\leq FEV_1<50\%$预计值	在上一级治疗的基础上,反复急性发作,可吸入糖皮质激素
Ⅳ级(极重度)	$FEV_1/FVC<70\%$,$FEV_1<30\%$预计值或$30\%\leq FEV_1<50\%$预计值,伴有慢性呼吸衰竭	在上一级治疗的基础上,如有呼吸衰竭、长期氧疗,可考虑外科治疗

(二)急性加重期的治疗

(1)重症患者应测动脉血气,如果 pH 失代偿,说明患者的病情是近期内加重,肾脏还未来得及代偿。应当详细了解过去急性加重的诱因、频率和治疗情况,稳定期和加重期的血气情况,以作为此次治疗的参考。

(2)去除诱因。COPD 急性加重的诱因常见的有呼吸道感染(病毒或细菌)、空气污染,其他如使用镇静药、吸氧浓度过高或其他并发症,也可使病情加重,其中吸氧浓度过高,可抑制呼吸,$PaCO_2$ 上升,以致发生神志障碍,甚为常见,必须仔细询问病史,当 $PaCO_2$ 在 12.0 kPa(90 mmHg)以上,又有吸氧史,常常提示吸氧浓度过高,应采用控制性给氧。肺源性心脏病患者因使用利尿药或皮质激素,均容易造成低钾、低氯性代谢性碱中毒,代谢性碱中毒可抑制呼吸,脑血管收缩和氧解离曲线左移,加重缺氧,去除诱因后,病情自然会有所好转。其他肺炎、肺血栓栓塞、左心衰竭、自发性气胸等所产生的症状也很类似 COPD 急性加重,必须仔细鉴别,予以相应的治疗。

(3)低流量氧吸入,每分钟氧流量不大于 2 L,氧疗的目标是保持 PaO_2 在 8.0～10.0 kPa(60～75 mmHg),或 SaO_2 90%～92%,吸氧后 30～60 分钟应再测血气,如果 PaO_2 上升且 pH 下降不明显,或病情好转,说明给氧适当,如果 PaO_2 >10.0 kPa(75 mmHg),就有可能加重二氧化碳潴留和酸中毒。

(4)重症患者可经雾化器吸入支气管舒张药,0.025%溴化异丙托品水溶液 2 mL(0.5 mg)加生理盐水 1 mL 和/或 0.5%沙丁胺醇 0.5 mL 加生理盐水 2 mL 吸入,4～6 小时一次,雾化器的气源应使用压缩空气,而避免用氧气,因使用雾化器时,气源的流量近 5～7 L/min,可使 $PaCO_2$ 急剧升高,但在用雾化器时,应同时给予低流量氧吸入。在急性加重期也可联合糖皮质激素和 β_2 受体激动药治疗,或短效支气管舒张药,加用噻托溴铵。

(5)酌情静脉滴注氨茶碱 500～750 mg/d,速度宜慢,在可能条件下应动态监测氨茶碱血清浓度,使其保持在 10～15 μg/mL。

(6)应用广谱抗生素和祛痰药。

(7)如无糖尿病、溃疡、高血压等禁忌证,可口服强的松 30～40 mg/d,或静脉滴注其他相当剂量的糖皮质激素,共 7～10 天。延长疗程并不会增加疗效,反而增加不良反应。

(8)如有肺源性心脏病心衰体征,可适当应用利尿药。

(9)机械通气治疗。目的是通过机械通气,支持生命,降低病死率,缓解症状,同时争取时间,通过药物等其他治疗使病情得到逆转。机械通气包括有创或无创,近年来通过随机对照研究,证明无创通气治疗急性呼吸衰竭的成功率,能达 80%～85%,能够降低 $PaCO_2$,改善呼吸性酸中毒,减少呼吸频率和呼吸困难,缩短住院时间,因为减少了插管有创通气,避免了并发症,也就降低了病死率,但无创通气并非适合所有患者,其适应证和禁忌证,见表 6-4。有创性机械通气的适应证,见表 6-5。

表 6-4　无创性正压通气在 COPD 加重期的应用指征

适应证(至少符合其中两项)
中至重度呼吸困难,伴辅助呼吸肌参与呼吸并出现胸腹矛盾呼吸运动
中至重度酸中毒(pH7.30～7.35)和高碳酸血症($PaCO_2$6.0～8.0 kPa/45～60 mmHg)
呼吸频率>25/分钟
禁忌证(符合下列条件之一)
呼吸抑制或停止
心血管系统功能不稳定(低血压,心律失常,心肌梗死)
嗜睡、意识障碍或不合作者
易误吸者(吞咽反射异常,严重上消化道出血)
痰液黏稠或有大量气道分泌物
近期曾行面部或胃食管手术
头面部外伤,固有的鼻咽部异常
极度肥胖
严重的胃肠胀气

表 6-5　有创性机械通气在 COPD 加重期的应用指征

严重呼吸困难,辅助呼吸肌参与呼吸,并出现胸腹矛盾呼吸运动
呼吸频率>35/分钟
危及生命的低氧血症(PaO_2<5.3 kPa/40 mmHg 或 PaO_2/FiO_2<26.7 kPa/200 mmHg
严重的呼吸性酸中毒(pH<7.25)及高碳酸血症

续表

呼吸抑制或停止
嗜睡、意识障碍
严重心血管系统并发症(低血压、休克、心力衰竭)
其他并发症(代谢紊乱、脓毒血症、肺炎、肺血栓栓塞、气压伤、大量胸腔积液)
无创性正压通气治疗失败或存在无创性正压通气的使用禁忌证

机械通气的目标是使 PaO_2 维持在 8.0～10.0 kPa(60～75 mmHg),或 SaO_2 90%～92%,$PaCO_2$ 也不必降至正常范围,而是使其恢复至稳定期水平,pH 保持正常即可,如果要使 $PaCO_2$ 降至正常,则会增加脱机的困难,同时 $PaCO_2$ 下降过快,肾脏没有足够的时间代偿,排出体内过多的 HCO_3 由呼吸性酸中毒转为代谢性碱中毒,对机体极为不利。

(10)呼吸兴奋药。COPD 呼吸衰竭急性加重期患者,是否应使用呼吸兴奋药,尚有不同意见,呼吸衰竭患者大多有呼吸中枢兴奋性增高,对这类患者使用呼吸兴奋药,徒然增加全身的氧耗,弊多利少。

(三)预后

影响预后的因素很多,但据观察,与预后关系最为密切的是患者的年龄与初始 FEV_1 值,年龄越大、初始 FEV_1 值越低,则预后越差,长期家庭氧疗已被证明可改善预后。COPD 的预后,在个体间的差异较大,因此对一个具体患者,预言其生存时间的长短是不明智的。

九、慢性阻塞性肺疾病合并急性呼吸衰竭

慢性阻塞性肺疾病(COPD)是一种常见的呼吸系统疾病,由于患者数多,死亡率高,社会经济负担重,已成为一个重要的公共卫生问题。在世界,COPD 居当前死亡原因的第四位。根据世界银行/世界卫生组织发表的研究,至 2020 年 COPD 将成为世界疾病经济负担的第五位。在我国,COPD 同样是严重危害人民群体健康的重要慢性呼吸系统疾病,近来对我国北部及中部地区农村 102 230 成年人群调查,COPD 约占 15 岁以上人口的 3%,患病率之高是十分惊人的。

为了促使对 COPD 这一疾病的关注,降低 COPD 的患病率和病死率,继欧、美等各国制定 COPD 诊治指南以后,2001 年 4 月美国国立心、肺、血液研究所(NHLBI)和世界卫生组织(WHO)共同发表了《慢性阻塞性肺疾病全球倡议》(Global lnitiative for Chronic Obstructive Lung Disease,GOLD)。

(一)定义

慢性阻塞性肺疾病(COPD)是一种具有气流受限特征的疾病,气流受限不完全可逆、呈进行性发展,与肺部对有害气体或有害颗粒的异常炎症反应有关。目前COPD合并急性呼吸衰竭(ARF)尚无确切定义,其特征为慢性呼吸困难急性加重,常伴有喘息、胸闷、咳嗽加剧、痰量增多、痰液颜色和/或黏度改变、发热以及气体交换受损,气体交换受损表现为静息时动脉二氧化碳分压升高伴呼吸性酸中毒和低氧血症。通常情况下,ARF患者的血气分析提示:PaO_2 低于8.0 kPa(60 mmHg)和/或 $PaCO_2$ 高于6.7 kPa(50 mmHg)。

(二)发病机制

COPD合并ARF的发病机制尚未完全明了。目前普遍认为与COPD的发病机制密切相关,以气道、肺实质和肺血管的慢性炎症为特征,在肺的不同部位有肺泡巨噬细胞、T细胞(尤其是 $CD8^+$)和中性粒细胞增加。激活的炎症细胞释放多种介质,包括白三烯 B_4(LTB_4)、白介素8(IL-8)、肿瘤坏死因子α(TNF-α)和其他介质。这些介质能破坏肺的结构和/或促进中性粒细胞炎症反应。除炎症外,肺部的蛋白酶和抗蛋白酶失衡及氧化与抗氧化失衡也在COPD发病中起重要作用。吸入有害颗粒或气体可导致肺部炎症;吸烟能诱导炎症并直接损害肺脏;COPD的各种危险因素都可产生类似的炎症过程,从而导致COPD的发生。

COPD合并ARF时存在缺氧和二氧化碳潴留,其发病机制考虑与以下因素有关。

1.通气不足

健康成人呼吸空气时,约需4 L/min肺泡通气量,才能保持有效氧和二氧化碳通过血气屏障进行气体交换的气体分压差。肺泡通气量不足,肺泡氧分压下降,二氧化碳分压增加,肺泡-毛细血管分压差减少,都可诱发呼吸衰竭。

2.弥散障碍

弥散是氧和二氧化碳通过呼吸膜进行气体交换的过程。二氧化碳弥散能力是氧的20倍,故在病理情况下弥散障碍主要影响氧的交换,产生单纯缺氧。在临床上肺的气体弥散面积减少(如肺实质病变、肺气肿等)和弥散膜增厚(如肺间质纤维化、肺水肿等)均可引起氧的弥散障碍而导致低氧。

3.通气/血流比例失调

肺泡通气量与灌注周围毛细血管血流的比例必须协调,才能保证有效的气体交换。一般肺泡通气为 4 L/min，肺毛细血管血流量为 5 L/min，二者的比例为 0.8。当通气/血流比值大于0.8 时，则形成生理无效腔增加；当通气/血流比值小于 0.8 时，造成右向左分流。通气血流比例失调通常仅产生缺氧，并无二氧化碳潴留。这是由于：①静-动脉血二氧化碳分压差较小，仅0.8 kPa(6 mmHg)。二氧化碳弥散能力大，约为氧气的 20 倍，可借健全的肺泡过度通气，排出较多的二氧化碳，不致出现二氧化碳潴留。然而，严重的通气/血流比例失调亦可导致二氧化碳潴留。②氧解离曲线呈 S 形，健全肺泡毛细血管血氧饱和度已处于曲线的平坦段，吸空气时肺泡氧分压虽有所增加，但血氧饱和度上升极少，因此，借健全的通气过度的肺泡不能代偿通气不足的肺泡所致的摄氧不足，发生缺氧。

4.动-静脉分流

肺动静脉瘘或由于肺部病变如肺泡萎陷、肺不张、肺炎和肺水肿，均可导致肺内分流量增加，使静脉血没有接触肺泡气进行气体交换的机会，直接流入肺静脉。故提高吸氧浓度并不能增加动脉血氧分压。如分流量超过 30%以上，吸氧对血氧分压的影响有限。

5.氧耗量

氧耗量增加是呼吸功能不全时加重缺氧的原因之一。发热、寒战、呼吸困难和抽搐均增加氧耗量。

(三)病理及病理生理

COPD 合并 ARF 的病理学改变是在 COPD 的基础上形成的，特征性的病理学改变存在于中央气道、外周气道、肺实质和肺的血管系统。在中央气道-气管、支气管以及内径＞4 mm 的细支气管，炎症细胞浸润表层上皮，黏液分泌腺增大和杯状细胞增多使黏液分泌增加。在外周气道内径小于 2 mm 的小支气管和细支气管内，慢性炎症导致气道壁损伤和修复过程反复循环发生。修复过程导致气道壁结构重构，胶原含量增加及瘢痕组织形成，这些病理改变造成气腔狭窄，引起固定性气道阻塞。

典型的肺实质破坏表现为小叶中央型肺气肿，涉及呼吸性细支气管的扩张和破坏。病情较轻时，这些破坏常发生于肺的上部区域，但病情发展可弥漫分布于全肺，并有肺毛细血管床的破坏。由于遗传因素或炎症细胞和介质的作用，肺内源性蛋白酶和抗蛋白酶失衡，为肺气肿性肺破坏的主要机制，氧化作用和其他炎症后果也起作用。

肺血管的改变以血管壁的增厚为特征，这种增厚始于疾病的早期。内膜增厚是最早的结构改变，接着出现平滑肌增加和血管壁炎症细胞浸润。COPD 合并急性呼吸衰竭，由于低氧导致肺动脉广泛收缩，进一步增加右心负荷。

在COPD肺部病理学改变的基础上出现相应COPD特征性病理生理学改变，包括黏液高分泌、纤毛功能失调、气流受限、肺过度充气、气体交换异常、肺动脉高压和肺源性心脏病。黏液高分泌和纤毛功能失调导致慢性咳嗽及多痰，这些症状可出现在其他症状和病理生理异常发生之前。呼气气流受限是COPD病理生理改变的标志，是疾病诊断的关键，主要是由气道固定性阻塞及随之发生的气道阻力增加所致。肺泡附着的破坏，使小气道维持开放的能力受损，但这在气流受限中所起的作用较小。

随着COPD的进展，外周气道阻塞、肺实质破坏及肺血管的异常等减少了肺气体交换容量，产生低氧血症，以后可出现高碳酸血症。长期慢性缺氧可导致肺血管广泛收缩和肺动脉高压，常伴有血管内膜增生，某些血管发生纤维化和闭塞，造成肺循环的结构重组。在肺血管结构重组的过程中可能涉及血管内皮生长因子、成纤维生成因子以及内皮素1(ET-1)。慢性缺氧所致的肺动脉高压患者，肺血管内皮的ET-1表达显著增加。在COPD后期产生的肺动脉高压中ET-1具有一定作用。COPD晚期出现的肺动脉高压是COPD重要的心血管并发症，并进而产生慢性肺源性心脏病及右心衰竭，提示预后不良。

(四)诱因

1.降低通气驱动力

过量使用镇静药、安眠药和麻醉药，甲状腺功能减退和脑干损伤等。

2.呼吸肌群功能降低

营养不良、休克、肌病、低磷血症、低镁血症、低钙血症、低钾血症、重症肌无力、中枢和外周神经损伤、药物(氨基糖苷类、类固醇药物)和心律失常等。

3.减少胸壁弹性

肋骨骨折、胸腔积液、气胸、肠梗阻、腹胀和腹水等。

4.降低肺弹性或气体交换容积

肺不张、肺水肿和肺炎等。

5.增加气道阻力

支气管痉挛(吸入变应原等)、气道炎症(病毒、细菌感染、环境污染、吸烟等)、上呼吸道阻塞(阻塞性睡眠呼吸暂停低通气综合征等)等。

6.增加机体代谢需氧量

全身感染、甲状腺功能亢进等。

(五)临床表现

1.病史

COPD患病过程应有以下特征。①吸烟史:多有长期较大量吸烟史。②职业性或环境有害物质接触史:如较长期粉尘、烟雾、有害颗粒或有害气体接触史。③家族史:COPD有家族聚集倾向。④发病年龄及好发季节:多于中年以后发病,症状好发于秋冬寒冷季节,常有反复呼吸道感染及急性加重史。随病情进展,急性加重渐频繁。⑤慢性肺源性心脏病史:COPD后期出现低氧血症和/或高碳酸血症,可并发慢性肺源性心脏病和右心衰竭。

2.症状

(1)呼吸系统症状。①咳嗽、咳痰:在慢性咳嗽、咳痰的基础上痰量明显增加,呈黄绿色或脓痰。②气急、胸闷:COPD加重时呼吸困难加重,严重者不能平卧,被迫取坐位,辅助呼吸肌参与呼吸。③胸痛。④呼吸衰竭:缺氧、CO_2潴留及酸中毒的表现,呼吸节律、频率与强度都可异常。$PaCO_2$超过8.0 kPa(60 mmHg)或急剧上升时,可出现CO_2麻醉(肺性脑病)。表现为睡眠倒错,即白天思睡而夜间失眠,晨起因夜间CO_2潴留而出现头痛,后出现精神症状,如嗜睡、朦胧或不同程度的昏迷,亦可为兴奋性的,如烦躁不安、抽搐以致惊厥。

(2)心血管系统症状。主要是右心衰竭,可伴有左心衰竭。右心衰竭早期可表现为咳嗽、气急、心悸、下肢轻度水肿等,加重时可出现气急加重、上腹胀痛、食欲缺乏、尿少、腹水等。

3.体征

COPD早期体征可不明显,随疾病进展常有以下体征:①视诊及触诊,胸廓形态异常,呈桶状胸,包括胸部过度膨胀、前后径增大、剑突下胸骨下角(腹上角)增宽及腹部膨凸等;常见呼吸变浅、频率增快、辅助呼吸肌如斜角肌及胸锁乳突肌参加呼吸运动,重症可出现胸腹矛盾运动;呼吸困难加重时常采取前倾坐位;低氧血症者可出现黏膜及皮肤发绀,伴右心衰者可见颈静脉充盈或怒张、肝脏增大、下肢水肿。②叩诊,由于肺过度充气使心浊音界缩小,肺肝浊音界下移,肺叩诊可呈过度清音。③听诊,两肺呼吸音可减低,呼气延长,平静呼吸时可闻及干性啰音,两肺底或其他肺野可闻及湿啰音;心音遥远,剑突部心音较清晰响亮。

当合并急性呼吸衰竭时可有以下表现:①发热,急性感染时体温可急剧升高。②发绀,常有口唇、舌、鼻尖和指甲的发绀。③肺部体征,多数患者有肺气肿征象、心浊音界多缩小甚至消失。呼吸显著减弱,呼气时间延长,肺底可有干湿啰音,有时可有哮鸣音和广泛的湿啰音。④心脏体征,当有肺动脉高压、右心室肥厚时可出现肺动脉第二音亢进和三尖瓣区收缩期杂音。右心衰竭时可出现心率增快、胸骨左下缘和剑突下闻及收缩期吹风样杂音和舒张期奔马律。常有颈静脉怒张、肝大压痛、肝颈静脉回流征阳性、下肢甚至全身皮下水肿，少数病例腹部有移动性浊音。

(六)实验室检查及特殊检查

1.血常规

长期缺氧可使血红蛋白和红细胞增多。合并呼吸道感染时白细胞$>10.0\times10^9/L$，中性粒细胞$>7.5\times10^9/L$。

2.肺功能检查

肺功能检查是判断气流受限且重复性好的客观指标，对 COPD 的诊断、严重度评价、疾病进展、预后及治疗反应等均有重要意义。气流受限是以第 1 秒用力呼气量(FEV_1)和 FEV_1 与用力肺活量(FVC)之比(FEV_1/FVC)降低来确定的。FEV_1/FVC 是 COPD 的一项敏感指标，可检出轻度气流受限。FEV_1 占预计值的百分比是中、重度气流受限的良好指标，它变异性小，易于操作，应作为 COPD 肺功能检查的基本项目。吸入支气管舒张剂后 $FEV_1<80\%$预计值且 $FEV_1/FVC<70\%$者，可确定为不能完全可逆的气流受限。呼气峰流速(PEF)及最大呼气流量-容积曲线(MEFV)也可作为气流受限的参考指标，但 COPD 时 PEF 与 FEV_1 的相关性不够强，PEF 有可能低估气流阻塞的程度。气流受限可导致肺过度充气，使肺总量(TLC)、功能残气量(FRC)和残气容积(RV)增高，肺活量(VC)减低。TLC 增加不及 RV 增加的程度大，故RV/TLC增高。肺泡隔破坏及肺毛细血管床丧失可使弥散功能受损，一氧化碳弥散量(D_LCO)降低，D_LCO 与肺泡通气量(V_A)之比(D_LCO/V_A)比单纯 D_LCO 更敏感。作为辅助检查，支气管舒张试验有一定价值，因为：①有利于鉴别 COPD 与支气管哮喘。②可获知患者能达到的最佳肺功能状态。③与预后有更好的相关性。④可预测患者对支气管舒张剂和吸入皮质激素的治疗反应。

3.胸部 X 射线检查

X 射线检查对确定肺部并发症及与其他疾病(如肺间质纤维化、肺结核等)鉴别有重要意义。COPD 早期胸片可无明显变化，以后出现肺纹理增多、紊乱等非特征性改变。主要 X 射线征为肺过度充气，肺容积增大，胸腔前后径增长，肋骨走向变平，肺野透亮度增高，横膈位置低平，心脏悬垂狭长，肺门血管纹理呈残根状，肺野外周血管纹理纤细稀少等，有时可见肺大疱形成。并发肺动脉高压和肺源性心脏病时，除右心增大的 X 射线征外，还可有肺动脉圆锥膨隆，肺门血管影扩大及右下肺动脉增宽等。

4.胸部 CT 检查

CT 检查一般不作为常规检查，但当诊断有疑问时高分辨率 CT(HRCT)有助于鉴别诊断。另外，HRCT 对辨别小叶中央型或全小叶型肺气肿及确定肺大疱的大小和数量有很高的敏感性和特异性，对预计肺大疱切除或外科减容手术等的效果有一定价值。

5.血气检查

血气检查对晚期患者十分重要。FEV_1＜40%预计值者及具有呼吸衰竭或右心衰竭临床征象者均应做血气检查。血气异常首先表现为轻、中度低氧血症。随疾病进展，低氧血症逐渐加重，并出现高碳酸血症。呼吸衰竭的血气诊断标准为海平面吸空气时动脉血氧分压(PaO_2)降低[＜8.0 kPa(60 mmHg)]伴或不伴动脉血二氧化碳分压($PaCO_2$)增高[≥6.7 kPa(60 mmHg)]。

6.其他化验检查

(1)肝、肾功能：急性加重期尿中可出现少量蛋白、管型和白细胞。血尿素氮可高于正常。少数患者可并发肾衰竭和肝功能损害。

(2)血电解质和酸碱平衡。①酸碱平衡紊乱：呼吸性酸中毒多见，$PaCO_2$ 升高，碳酸氢盐(HCO_3^-)相对减少，剩余碱(BE)呈负值，pH 低于 7.35。复合性酸碱失衡中以呼吸性酸中毒合并代谢性碱中毒多见，此时 pH 及 HCO_3^- 显著降低，BE 呈负值。少数患者可有呼吸性碱中毒，这是由于机械通气时通气过量，使 $PaCO_2$ 下降至正常值以下所致。②电解质紊乱：有低氯、低钾、低钠、高钾，也可有高钠、低镁、低钙等情况。

(3)痰液检查：并发感染时痰涂片可见大量白细胞，痰培养可检出各种病原菌，常见者为肺炎链球菌、流感嗜血杆菌、卡他摩拉菌、肺炎克雷伯杆菌等。

7.诊断

根据 COPD 患病史，在慢性咳嗽、咳痰的基础上痰量明显增加，呈黄绿色或脓痰；体温可急剧升高；呼吸困难加重，严重者不能平卧，被迫取坐位，辅助呼吸肌参与呼吸；胸痛；出现缺氧、CO_2 潴留及酸中毒的表现：呼吸节律、频率与强度都可异常，$PaCO_2$ 超过 8.0 kPa(60 mmHg)或急剧上升时可表现为睡眠倒错，即白天思睡而夜间失眠，晨起出现头痛、嗜睡、朦胧或不同程度的昏迷，或烦躁不安、抽搐以至惊厥。合并右心力衰竭时，早期可表现为咳嗽、气急、心悸、下肢轻度水肿等，加重时可出现气急加重、上腹胀痛、食欲缺乏、尿少、腹水等。常有口唇、舌、鼻尖和指甲的发绀。多数患者有肺气肿征象、心浊音界多缩小甚至消失。

呼吸显著减弱，呼气时间延长，肺底可有干湿啰音，有时可有哮鸣音和广泛的湿啰音。当有肺动脉高压、右心室肥厚时可出现肺动脉第二音亢进和三尖瓣区收缩期杂音。右心衰竭时可出现心率增快、胸骨左下缘和剑突下闻及收缩期吹风样杂音和舒张期奔马律。常有颈静脉怒张、肝大压痛、肝颈静脉回流征阳性、下肢甚至全身皮下水肿，少数病例腹部有移动性浊音等临床症状、体征，结合实验室检查等资料，综合分析确定。存在不完全可逆性气流受限是诊断 COPD 的必备条件。肺功能检查是诊断 COPD 的金标准。用支气管舒张剂后 $FEV_1<80\%$ 预计值及 $FEV_1/FVC<70\%$ 可确定为不完全可逆性气流受限。COPD 早期轻度气流受限时可有或无临床症状。胸部 X 射线检查有助于确定肺过度充气的程度及与其他肺部疾病鉴别。

（八）鉴别诊断

1.支气管哮喘

支气管哮喘多在儿童或青少年期起病，常伴过敏体质、过敏性鼻炎和/或湿疹等，部分患者有哮喘家族史。以发作性哮喘为特征，血嗜酸粒细胞可升高，血免疫球蛋白 E(IgE)增高，支气管激发或舒张试验阳性。

2.充血性心力衰竭

充血性心力衰竭多有高血压、冠状动脉粥样硬化、二尖瓣狭窄等病史，发作以夜间较重，稍咳，可伴有血性泡沫痰，双肺底有湿性啰音，胸片显示心脏扩大、肺水肿。

3.支气管扩张

支气管扩张多数患者有大量脓性痰或反复大量咯血史。胸部 X 射线或高分辨 CT 显示支气管扩张、支气管壁增厚。

4.气胸

气胸常有突发胸部锐痛、刺激性干咳、患侧叩诊呈鼓音、呼吸音明显减弱或消失。胸部 X 射线上显示无肺纹理的均匀透亮区，其内侧有呈弧形的线状肺压缩边缘。

5.胸腔积液

患侧液平面以下叩诊浊音，呼吸音明显减弱或消失，胸片可见肋膈角变钝，中等量积液时可见密度均匀阴影，其上缘呈下凹的弧形影。

6.肺栓塞

肺栓塞有栓子来源的基础病，$PaCO_2$ 降低，$P_{(A-a)}$ 增高，肺 V/Q 显像、肺动脉造影可确诊。

(九)治疗

COPD患者发生ARF的治疗原则是:①纠正威胁生命的低氧血症,使动脉血氧饱和度(SaO_2)>90%。②纠正威胁生命的呼吸性酸中毒,使pH>7.2。③治疗原发病。④防止和治疗并发症,营养支持治疗。具体措施如下。

1.评估病情的严重性

根据症状、血气、胸部X射线等评估病情的严重性。

2.低氧血症的治疗

予控制性氧疗,30分钟后复查血气,以确认氧合满意而未引起CO_2潴留或酸中毒。如果胸部X片未显示肺浸润,吸室内空气时$PaCO_2$在5.3～6.7 kPa(40～50 mmHg),可用鼻导管或鼻塞供氧,氧流量由1～2 L/min开始,以后根据动脉血气调整。如果患者存在肺炎或充血性心力衰竭,胸部X射线上有新出现的肺浸润,则开始治疗时应增加供氧量(如吸氧浓度在35%～40%),$PaCO_2$>8.0 kPa(60 mmHg)或SaO_2>90%是合理的氧疗指标。若低浓度氧疗不能使SaO_2达适当水平,应提高吸氧浓度。常用的吸氧方法有以下几种。

(1)鼻导管或鼻塞给氧:此为常用的氧疗方法,吸入氧浓度(FiO_2)与吸入氧流量大致呈如下关系:FiO_2=[21+4×吸入氧流量(L/min)]×100%。这只是粗略的估计值。在同样吸氧流量下,FiO_2还与潮气量、呼吸频率、分钟通气量和吸呼比等因素有关。总的来说每分通气量较小时,实际FiO_2要比计算值高;相反则较计算值低。张口呼吸时的计算值亦低。

(2)简易开放面罩:面罩两侧有气孔,呼出气可经气孔排出,当氧流量大于4 L/min时不会产生重复呼吸现象。增大氧流量最高FiO_2可达50%～60%。这种面罩封闭不好,FiO_2不稳定是其主要缺点。

(3)空气稀释面罩:Venturi面罩是通过Venturi原理,利用氧流量产生负压,吸入空气以稀释氧,调节空气进量,可控制吸入氧浓度在25%～50%范围内,面罩内氧浓度相对稳定,其缺点是进食、咳痰不便。氧疗中的注意事项有以下几种。①重视病因及综合治疗:氧疗不能代替病因及其他综合治疗。如对感染和呼吸困难的患者适当应用抗生素和平喘药物,控制感染、消除气道痉挛,注意调节水、电解质平衡等。②加强氧疗监护:要观察患者的意识、发绀、呼吸、心率变化。如意识清、发绀好转、心率减少10次/分以上说明氧疗有效。对高浓度氧疗特别是正压机械通气,要防止氧中毒。氧中毒对肺和全身组织细胞都能引起损伤，引起组织细胞损伤的原因是氧化基团和过氧化氢相互作用侵犯DNA和细胞膜的后果。症状为头晕、疲倦乏力、全身麻木、面部肢体肌肉抽搐、顽固性咳嗽、心率增快、心律失常等。③吸入氧气湿化：应用安全加热装置，将湿化瓶内水持续加热50～70 ℃，输出氧温度与体温接近。水蒸气含量高有利于痰咳出。④氧疗用具消毒：鼻塞、面罩、湿化瓶、气管套管等应严格消毒或更换，预防交叉感染及继发感染。⑤严防火源靠近：氧能助燃，氧疗时要严防火源靠近，不能在其附近吸烟。

3.呼吸性酸中毒的治疗

酸中毒较轻时，通过改善低氧、纠正二氧化碳潴留，酸中毒可纠正；酸中毒严重时（pH＜7.2）可静脉内应用少量碳酸氢钠。

4.原发病的治疗

（1）急性诱因的治疗：当有细菌感染时应根据患者所在地常见病原菌类型及药敏情况积极选用抗生素。长期应用广谱抗生素和激素者易继发真菌感染，宜采取预防和抗真菌措施。①单药治疗：随着广谱β-内酰胺和氟喹诺酮类药的问世，临床开始单用亚胺培南、头孢哌酮舒巴坦、头孢他啶、替卡西林/克拉维酸等治疗下呼吸道感染，临床治愈率常可达80%以上。单药疗法的明显缺点是抗菌谱不可能覆盖所有致病菌，而呼吸道感染特别是院内呼吸道感染，常由多种细菌混合感染所致。氟喹诺酮类药对肠杆菌科和流感嗜血杆菌有较强杀菌作用，但对肺炎球菌和厌氧菌作用较弱。第二代头孢菌素和氟喹诺酮类药对金黄色葡萄球菌有效，而第三代头孢菌素如头孢他啶等对其作用甚弱。头孢噻肟对铜绿假单胞菌作用较弱等。单药疗法还易出现耐药菌株和重复感染，有单用亚胺培南或氟喹诺酮类药后出现耐药金黄色葡萄球菌、铜绿假单胞菌等报道。②联合用药：应选用针对常见致呼吸道感染的革兰阳性或阴性病原菌的抗生素。常用方案：β-内酰胺类＋氨基糖苷类；β-内酰胺类＋氟喹诺酮类；氨基糖苷类＋氟喹诺酮类药；β-内酰胺类＋β-内酰胺类；克林霉素＋氨基糖苷类。联合用药的优点是拓宽抗菌谱、减少重复感染概率、延缓耐药菌株的出现。选用抗生素时应考虑既往用药、基础病、发病过程及治疗反应等因素。如慢性支气管炎患者易受流感嗜血杆菌感染；接受激素治疗的神经外科患者以金黄色葡萄球菌感染常见、肺囊性纤维化和接受机械通气治疗者常有铜绿假单胞菌感染；治疗术后呼吸道感染应兼顾抗厌氧菌等。因此，临床上必须根据药物的作用特点及抗菌范围，并参照本地区细菌耐药情况，选择有效的抗生素治疗呼吸道感染。目前肺炎链球菌对青霉素仍相当敏感，有报道对耐药菌株大剂量青霉素仍有效，故对肺炎链球菌感染仍首选青霉素。对于金黄色葡萄球菌感染，90%菌株对青霉素耐药，50%菌株对苯唑西林耐药，临床上常选苯唑西林、头孢唑啉、头孢美唑、氟喹诺酮类等加一种氨基糖苷类药联用。亚胺培南、头孢哌酮/舒巴坦及第四代头孢菌素如头孢吡肟等也可选用。对于耐甲氧苯青霉素的金黄色葡萄球菌(MR-SA)感染，一般首选万古霉素。对于铜绿假单胞菌感染，可选择哌拉西林、头孢哌酮、头孢他啶、环丙沙星等与氨基糖苷类联用。第三代头孢菌素中以头孢他啶抗铜绿假单胞菌活性最强。亚胺培南、第四代头孢菌素、单环菌素类如氨曲南等也可选用。近年来，国内报道革兰阴性菌产生超广谱β-内酰胺酶(ESBL)日益增多，以克雷伯菌属及大肠埃希菌等肠杆菌科细菌为多见，对第三代头孢菌素普遍耐药，已引起临床高度重视。当怀疑细菌产生ESBL时，应考虑使用碳青霉烯类抗生素和ESBL抑制剂治疗。③抗厌氧菌治疗：厌氧菌所致的呼吸道感染常有下列特征：痰液呈臭味；标本涂片革兰染色有大量形态较一致的细菌，但普通细菌培养呈阴性；多有原发疾病和诱发因素如肺癌、支气管扩张症、意识障碍、胃肠道或生殖道手术后、长期应用免疫抑制剂或氨基糖苷类药等。目前常选用的抗厌氧菌药为青霉素、甲硝唑、克林霉素、替硝唑等。替硝唑为咪唑类药，对大多数厌氧菌有效，其中对脆弱拟杆菌和梭杆菌属的活性较甲硝唑强，常用剂量为800 mg静脉滴注，每天1次，连用5～7天。④抗真菌治疗：呼吸道感染经多种抗生素治疗无效，可能存在下列因素：长期应用广谱抗生素或抗生素，导致菌群失调；应用肾上腺皮质激素、免疫抑制剂、抗癌药物、放疗；恶性肿瘤、糖尿病、尿毒症、大面积烧伤、COPD等，需高度怀疑真菌感染。应及时行痰找真菌丝或孢子、真菌培养及相关血清学检查。临床常用氟康唑、伊曲康唑、大蒜素、两性霉素B等。此外，青霉素为治疗放线菌病的首选药，磺胺药(复方SMZ)为治疗奴卡菌病的首选药。部分慢性呼吸衰竭患者因年老体弱、机体反应性差，当出现呼吸道感染时常仅有咳嗽和咳痰或气道分泌物增加(机械通气时)的表现，或呼吸频率增快、PaO_2降低。而较少有发热及外周血白细胞的升高，胸部X射线检查可缺乏特征性改变。此时，观察咳嗽和咳痰或气道分泌物的变化常成为判断抗感染治疗是否有效的重要指标。

(2)慢性气流阻塞的治疗。①支气管舒张剂：COPD患者发生ARF时首选短效、吸入性β_2受体激动剂。疗效不显著者加用抗胆碱能药物。以使用贮雾器或气动雾化器吸入比较合适。对于较为严重的COPD患者可考虑静脉滴注茶碱类药物；监测血茶碱浓度对估计疗效和不良反应有一定意义。口服茶碱缓释片，100 mg，每天2次，或静脉滴注氨茶碱，一般每天总量不超过1 g。氨茶碱除松弛支气管平滑肌外，尚有抗炎、兴奋呼吸中枢、增强膈肌收缩力的作用。因茶碱可使患者出现心慌甚至心律失常，静脉使用时输液速度不宜过快。近年来，国内使用定量气雾器(MDI)和雾化器吸入 β_2 受体激动剂(常用沙丁胺醇或特布他林)治疗，效果较好，临床使用时需注意心脏的不良反应。国外将吸入抗胆碱能药物作为治疗 COPD 患者的首选治疗药物，常用溴化异丙托品(爱全乐)气雾剂，该药吸入后5～10 分钟起效，30～90 分钟时达血峰值，持续 4～6 小时。患者宜在应用支气管舒张剂基础上加服或静脉使用糖皮质激素。激素的剂量要权衡疗效及安全性，建议口服泼尼松龙每天 30～40 mg，连续 10～14 天。也可静脉给予甲泼尼龙。延长给药时间不能增加疗效，反而使不良反应增加。②增加分泌物的排出：咳嗽是清除支气管分泌物的最有效方法。坐位咳嗽及应用支气管扩张剂后立即咳嗽可增加咳嗽的有效性。叩击背部及体位引流对痰量超过 25 mL/d的患者或有肺叶不张的患者可能有效。对于痰多黏稠难以咳出的患者可用祛痰药使痰液稀释，常选用溴己新(必嗽平)16 mg，每天 3 次，或溴环己胺醇(沐舒坦)30 mg，每天 3 次。溴环己胺醇的祛痰作用较前者强，它不仅降低痰液黏度，而且增强黏膜纤毛运动，促进痰液排出。另外可选用中药鲜竹沥液，或使用 α-糜蛋白酶雾化吸入。对于神志清楚的患者应鼓励咳嗽，多翻身拍背，促进痰液排出。对于无力咳嗽的患者可间断经鼻气管吸引痰液。对于建立人工气道的患者应定时吸引气道内分泌物，定期湿化气道。

5.呼吸兴奋剂的应用

对呼吸衰竭患者是否应使用呼吸兴奋剂，学者们一直有争议。由于其使用简单、经济，且有一定疗效，故仍较广泛使用于临床。呼吸兴奋剂刺激呼吸中枢或周围化学感受器通过增强呼吸中枢驱动，增加呼吸频率和潮气量，改善肺泡通气。与此同时，患者的氧耗量和 CO_2 产生量亦相应增加，且与通气量呈正相关。故应掌握好其临床适应证。

在慢性 CO_2 潴留患者，呼吸中枢对 CO_2 的敏感性已降低，吸氧后缺氧的刺激被消除，呼吸中枢受限制，$PaCO_2$ 升高，应用呼吸兴奋剂可降低 $PaCO_2$，增加氧合作用，促使患者清醒，有利于咳嗽、排痰。呼吸兴奋剂需与支气管扩张剂、抗感染、增强呼吸肌收缩力药物并用，使潮气量加大，方能发挥作用。常用的呼吸兴奋剂为尼可刹米，在 $PaCO_2$ 显著增高伴意识障碍者，先用0.75 g静脉注射，继以 1.875～3.75 g 加入 5%葡萄糖液中持续静脉滴注，可使呼吸深度及频率增加而改善通气，有利于 CO_2 排除，同时可促进神志恢复，提高咳嗽反射和改善排痰能力。少数患者可出现皮肤瘙痒、烦躁不安，此时可减慢滴速或降低药物浓度。个别还出现肌颤及抽搐，则应停用。纳洛酮是阿片受体阻滞药，有兴奋呼吸中枢作用，可行肌内注射或静脉注射，每次 0.4～0.8 mg或 1.2～2.8 mg 加入 5%葡萄糖液 250 mL 中静脉滴注。

因呼吸兴奋剂能引起烦躁不安、肌肉颤动、心悸等不良反应。因此，在应用呼吸兴奋剂的同时必须采取措施减轻通气阻力，如控制感染、吸痰、应用支气管解痉剂等，并密切随访动脉血气，如动脉血气无改善应立即停药。

6.呼吸肌疲劳的防治

呼吸肌疲劳的防治应采取措施纠正诱发呼吸肌疲劳的原因，如痰液湿化引流、支气管解痉剂的应用、控制肺部感染、改善营养状态、纠正水和电解质失衡，发热患者应用退热药物。经鼻面罩机械通气，使呼吸肌得到适当休息。

辅酶 Q_{10} 能改善心肌和呼吸肌氧的利用，从而提高其收缩力，每天 60 mg 可使最大吸气力上升。茶碱类药物能增加细胞质内的钙离子浓度，提高呼吸肌的储备能力，可用于防治膈肌疲劳。咖啡因增加膈肌收缩力，优于氨茶碱，长期口服可延缓呼吸肌疲劳的发生。洋地黄类药物亦有增加膈肌收缩力的作用，对呼吸衰竭患者有一定危险性，宜慎用。由于缺氧、营养不良、呼吸负荷过重可造成呼吸肌损伤、膈肌萎缩，因此对慢阻肺患者纠正缺氧、补充营养、保证能量供应至关重要。糖类过多会产生大量 CO_2，糖的呼吸商为 1，过多的糖分解，呼吸商增大，呼吸肌负荷加重；脂肪的呼吸商为 0.7，在饮食和静脉营养中，增加脂肪与蛋白质，可减少 CO_2 的产生。呼吸肌训练，采用腹式呼吸，可增加潮气量，减少死腔通气，提高通气效率。

7.机械通气

(1)无创性机械通气(NIPPV)：可用于 COPD 慢性呼吸衰竭急性加重，还可用于有效撤机，作为从机械通气向自主呼吸过渡的桥梁。

COPD 急性加重期患者应用无创性正压通气(NIPPV)可以降低 $PaCO_2$，减轻呼吸困难，从而降低气管插管和有创机械通气的使用，缩短住院天数，降低患者的病死率。使用 NIPPV 要注意掌握合理的操作方法，避免漏气，从低压力开始逐渐增加辅助吸气压和采用有利于降低 $PaCO_2$ 的方法，从而提高 NIPPV 的效果。NIPPV 的应用指征目前尚不统一，表 6-6 所列标准可作为参考。

表 6-6 NIPPV 在 COPD 合并急性呼吸衰竭时选用和排除标准

选用标准(至少符合其中 2 项)
• 中至重度呼吸困难，伴辅助呼吸肌参与呼吸并出现胸腹矛盾运动
• 中至重度酸中毒(pH7.30～7.35)和高碳酸血症($PaCO_2$ 6～8 kPa)
• 呼吸频率超过 25 次/分

续表

排除标准(符合下列条件之一)
·呼吸抑制或停止
·心血管系统功能不稳定(低血压、心律失常、心肌梗死)
·嗜睡、神志障碍及不合作者
·易误吸者(吞咽反射异常,严重上消化道出血)
·痰液黏稠或有大量气道分泌物
·近期曾行面部或胃食管手术
·头面部外伤,固有的鼻咽部异常
·极度肥胖
·严重的胃肠胀气

辅助通气应从低压力开始,吸气压力从 0.392 kPa(4 cmH_2O)开始,呼气压力从 0.196 kPa(2 cmH_2O)开始,经过 5～20 分钟逐渐增加到合适的治疗水平。为了避免胃胀气,应在保证疗效的前提下避免吸气压力过高。另外应避免饱餐后应用 NIPPV,适当的头高位或半坐卧位和应用促进胃动力的药物有利于减少误吸。

使用无创通气可明显降低气管插管率。如果无创通气后患者的临床及血气无改善[$PaCO_2$ 下降至小于 16%,pH<7.30,$PaCO_2$≤5.3 kPa(40 mmHg)],应尽快调整治疗方案或改为气管插管和常规有创机械通气。

(2)有创性(常规)机械通气:在积极药物治疗的条件下,患者呼吸衰竭仍进行性恶化,出现危及生命的酸碱异常和/或神志改变时宜用有创性机械通气治疗。有创性机械通气具体应用指征见表 6-7。

表 6-7 有创性机械通气在 COPD 合并急性呼吸衰竭的应用指征

·严重呼吸困难,辅助呼吸肌参与呼吸,并出现胸腹矛盾呼吸
·呼吸频率超过 35 次/分
·危及生命的低氧血症(PaO_2<5.33 kPa 或 PaO_2/FiO_2<200)
·严重的呼吸性酸中毒(pH<7.25)及高碳酸血症
·呼吸抑制或停止
·嗜睡、神志障碍
·严重心血管系统并发症(低血压、休克、心力衰竭)
·其他并发症(代谢紊乱、脓毒血症、肺炎、肺血栓栓塞症、气压伤、大量胸腔积液)
·NIPPV 失败或存在 NIPPV 的排除指征

在决定患者是否使用机械通气时还需参考病情好转的可能性，患者自身意愿及强化治疗的条件。

使用最广泛的3种通气模式包括辅助-控制通气（A-CMV）、压力支持通气（PSV）或同步间歇强制通气（SIMV）与PSV联合模式（SIMV+PSV）。因COPD患者广泛存在内源性呼气末正压（PEEPi），为减少因PEEPi所致吸气功耗增加和人-机不协调，可常规加用-适度水平（为PEEPi的70%～80%）的外源性呼气末正压（PEEP）。

COPD病例的撤机可能会遇到困难，需设计和实施一周密的方案。解决呼吸机撤离困难的原则是尽早撤机、避免有害并发症的发生。需引起重视的3个因素：首先应避免碱血症，碱血症存在时不能撤机；呼吸性酸中毒和HCO_3^-潴留可在低V_A时撤机。避免使用过量镇静剂。撤机过程中呼吸功一定要减小。给予患者足够的潮气量，保持充足的通气支持，以使患者的呼吸频率低于30次/分。

8.并发症的治疗

(1)肺性脑病：COPD Ⅱ型呼吸衰竭，严重的缺氧和二氧化碳潴留［$PaCO_2$≤5.3 kPa(40 mmHg)，$PaCO_2$＞8.0 kPa(60 mmHg)，pH＜7.30］，常出现脑水肿、脑血管扩张、颅压升高甚至并发脑疝。患者可出现意识丧失、昏迷、抽搐、呼吸节律及频率异常，进而发生呼吸心搏骤停。

治疗上应积极改善呼吸衰竭，当患者意识障碍进行性恶化时，出现缓脉、呕吐、视盘水肿、脑脊液压力升高时应给予脱水治疗，可给予甘露醇、清蛋白、地塞米松、利尿剂以减轻脑疝、降低颅压。出现神经精神症状和颅内高压的表现，原则上以改善呼吸功能、纠正缺氧和CO_2潴留为主，仅当脑水肿症状明显或有脑疝时可短期使用20%甘露醇，按每次0.5～1.0 g/kg快速静脉滴注，每天1～2次，心功能不好的患者用量宜少。使用脱水剂时应注意电解质的变化，并防止痰液变黏稠不易排出。

(2)心力衰竭（简称心衰）：慢性肺动脉高压，使右心负荷加重，左心室肥大，严重或长期缺氧招致心肌收缩力减弱，心搏量减少，最后导致心力衰竭。

治疗：①减轻右心前后负荷，早期肺源性心脏病应降低肺动脉高压，减轻右室后负荷。已有心衰者给予硝酸异山梨酯（消心痛）、硝苯地平（心痛定）、卡托普利（开博通）等，减轻右心前后负荷，改善左心功能，从而降低肺动脉压，使右室功能得到改善。②利尿剂的应用，给予氢氯噻嗪或呋塞米（速尿），并用氨苯蝶啶或螺内酯（安体舒通），小剂量，短疗程，注意电解质紊乱，及时纠正。如：氢氯噻嗪25 mg，每天1～3次，螺内酯40 mg，每天1～2次。对肺性脑病出现脑水肿或重度水肿者可选用速尿20 mg缓慢静脉注射。应注意利尿剂可引起低血钾、低血氯，诱发或加重代谢性碱中毒；利尿过多可致血液浓缩、痰液黏稠加重气道阻塞。③强心剂的应用，洋地黄制剂可直接作用于心肌，增加心排血量，减慢心率，增加膈肌收缩力及利尿效果，对并发左心衰竭者疗效明显。由于在缺氧、电解质紊乱等情况下易出现中毒症状，一般选用速效制剂，剂量为正常的1/2～2/3，长期应用时宜定期监测血药浓度。对难治性心衰可并用辅酶Q_{10}、多巴胺等，能增加心排血量，加强利尿。④血管扩张剂的应用，血管扩张剂可降低肺血管阻力和肺动脉压，减轻右心负荷，减轻右心衰竭的发作和加剧，是治疗COPD急性发作期右心衰竭的重要措施。目前临床常用的有α受体阻滞剂、血管紧张素转换酶抑制剂、钙离子拮抗剂、磷酸二酯酶抑制剂、NO吸入等。血管扩张剂在降低肺动脉压力和肺血管阻力的同时也降低体循环血压，应引起注意。

(3)心律失常：患者常因传导系统和心肌损害，或因缺氧、酸碱失衡、电解质紊乱和应用药物发生各种心律失常，严重者可发生猝死。主要是识别和治疗引起心律失常的代谢原因，如低氧血症、低钾血症、低镁血症、呼吸性酸中毒或碱中毒及治疗原发病。纠正上述原因心律失常多可消失。当诱因不能去除或纠正上述原因后仍有心律失常，可考虑应用抗心律失常药物。如未用过洋地黄类药物，可考虑以毛花苷C(西地兰)0.2～0.4 mg或毒毛花苷K 0.125～0.25 mg加入葡萄糖液20 mL内缓慢静脉注射(20分钟)。应注意纠正缺氧、防治低血钾，不宜依据心率的快慢观察疗效。如患者血压稳定可考虑使用血管紧张素转换酶抑制剂治疗。也可选用维拉帕米(异搏定)5 mg缓慢静脉注射，或口服40～80 mg，每天3次；出现室性异位心律时可用利多卡因50～100 mg静脉注射，必要时15分钟再注射1次，亦可应用其他抗心律失常药物。

(4)消化道出血：患者常并发消化道出血，低氧导致胃肠道黏膜糜烂，广泛渗血。由于严重缺氧，胃肠道血管收缩，微循环障碍，黏膜防御功能减低，高碳酸血症又使氢离子增多，胃酸分泌增加，以及胃肠道淤血、药物刺激、DIC等招致应激性溃疡、黏膜糜烂，患者先有进行性腹胀，相继发生大出血。

治疗：①制酸剂，给予质子泵抑制剂奥美拉唑(洛赛克)或新H_2受体阻滞剂西咪替丁/法莫替丁等，山莨菪碱能抑制胃酸，改善微循环，兴奋呼吸中枢，可以并用。②黏膜保护剂，枸橼酸铋钾(得乐)可保护胃黏膜、减少出血。③止血剂，如无DIC并存，可给酚磺乙胺(止血敏)、6-氨基己酸等；局部止血采用冰盐水加去甲肾上腺素洗胃后给予黏膜保护剂，亦可用凝血酶口服。

(5)休克：并发休克常由于急性严重感染、消化道大出血、严重心律失常或心力衰竭、低血容量等，或综合因素所引起，进行血流动力学监测，有助于诊断。低血容量休克患者，血压、中心静脉压、心排血量均降低，心率快，体循环阻力升高；继发感染休克时，心率快，血压、体循环阻力下降，而中心静脉压不降低，心排血量上升或下降；心源性休克时，血压、心排血量下降，肺小动脉嵌压升高，中心静脉压、体循环阻力多上升。

治疗：找出病因，采取相应措施。低血容量或感染性休克可给予平衡液，增加有效细胞外液量，纠正酸中毒，改善微循环；血浆、清蛋白可提高胶体渗透压，增加有效循环血量，降低颅压、利尿；低分子右旋糖酐、羟乙基淀粉除扩容外，可降低血黏度，改善微循环。失血性休克应及时输新鲜全血，纠正电解质紊乱与酸碱失衡。休克患者当血容量补足后血压仍低时，可给予血管活性药物多巴胺或并用间羟胺静脉滴注，维持血压在 10.7～12.0 kPa(80～90 mmHg)，脉压＞2.7 kPa(20 mmHg)，尿量＞25 mL/h。心源性休克、心功能不全者可给多巴酚丁胺、洋地黄等增强心肌收缩力。感染性休克时大剂量激素可改善中毒症状，减少毛细血管通透性，阻滞 α 受体使血管扩张，稳定溶酶体膜，保护细胞，防止细胞自溶。

(6)DIC：肺源性心脏病患者由于感染、缺氧、酸中毒、休克等可激活凝血因子，引起内源系统的凝血连锁反应，使患者进入高凝状态，微血管内发生广泛血栓，致使血小板、纤维蛋白原等凝血因子大量消耗，继而引起纤维蛋白溶解。临床表现为皮肤、黏膜、脏器的栓塞出血，血小板进行性减少，凝血酶原时间较正常对照延长 3 秒以上，纤维蛋白原＜1.5 g/L，3P 试验阳性或 FDP＞20 mg/L。

治疗：①控制原发病。②肝素，抗凝治疗是阻断 DIC 病理过程的重要措施，早期给予肝素 50 mg，每天 2 次，缓慢静脉滴注，或以 10～15 U/(kg·h)静脉滴注，使凝血时间维持在 20 分钟左右。有局部大出血者如溃疡病、支气管扩张、脑出血患者禁用。③抗血小板凝聚药，双嘧达莫每天 400 mg，低分子右旋糖酐 500 mL，每天 1～2 次静脉滴注，用于高凝状态期。④补充凝血因子，输新鲜血、新鲜冰冻血浆、纤维蛋白原等均应与肝素同时使用。⑤抗纤溶药物，DIC 晚期，纤溶亢进已占主要地位，可在肝素化的基础上给氨甲苯酸(抗血纤溶芳酸)或 6-氨基己酸等。

(7)高黏血症：慢性缺氧继发红细胞增多，血黏度增加，招致微循环障碍，影响组织供氧，加重多脏器衰竭。

治疗：给予低分子右旋糖酐及肝素治疗。低分子右旋糖酐可抑制红细胞聚集，改善微循环，每次500 mL静脉滴注；肝素能降低血黏度，促进肺循环，并可阻止血小板释放5-羟色胺等介质，缓解支气管痉挛，每天50 mg静脉滴注。血细胞比容>0.60时采用血液稀释疗法，每次放血300 mL，输入低分子右旋糖酐500 mL。

(8)肝损害：严重心衰、缺氧可致淤血性肝大，肝小叶中心坏死和退变，PaO_2<5.3 kPa(40 mmHg)，可使丙氨酸转氨酶、天冬氨酸转氨酶、胆红素上升，凝血酶原时间延长，缺氧纠正后肝功能恢复者称为功能性肝损伤。

治疗：纠正缺氧，心力衰竭患者给予利尿剂、多巴胺静脉滴注可增加肝血流量，高渗葡萄糖和氨基酸静脉滴注能提高血中支链/芳氨基酸比例，避免或慎用对肝功能可能损害的药物，加强护肝药物治疗，还原型谷胱甘肽每天0.6 g静脉给药。肝性昏迷者可行人工肝治疗。

(9)肾衰竭：严重缺氧、心力衰竭可导致肾功能损害，PaO_2<5.3 kPa(40 mmHg)时，肾血流量降低，尿量减少，血肌酐、尿素氮升高，心力衰竭时肾脏可有淤血变性。随着病情好转肾功能恢复者，称为功能性肾损害。

治疗：①避免肾毒性药物。②纠正缺氧，改善心功能，给予利尿、强心剂，增加肾血流量。低分子右旋糖酐可改善肾循环。③纠正水、电解质平衡失调，控制蛋白质摄入。④使用利尿剂。⑤透析治疗，当血尿素氮>29 mmol/L，血肌酐>707 μmol/L，血钾>6.5 mmol/L时，应行腹膜或血液透析。

(10)肺源性心脏病合并肺栓塞：肺源性心脏病导致心力衰竭患者长期卧床，血黏稠度增高，易引起深部静脉血栓形成，血栓脱落可造成肺栓塞，或肺内炎症侵蚀，使肺动脉分支闭塞。患者表现为呼吸困难突然加重，胸痛、胸闷、烦躁不安，进行性右心衰竭，氧分压、二氧化碳分压下降等。

第二节　支气管扩张

支气管扩张是支气管慢性异常扩张的疾病，直径>2 mm中等大小近端支气管及其周围组织慢性炎症及支气管阻塞，引起支气管组织结构较严重的病理性破坏所致。儿童及青少年多见，常继发于麻疹、百日咳后的支气管炎，迁延不愈的支气管肺炎等。主要症状为慢性咳嗽、咳大量脓痰和/或反复咯血。

一、病因和发病机制

(一)支气管-肺组织感染

婴幼儿时期支气管肺组织感染是支气管扩张最常见的病因。由于婴幼儿支气管较细，且支气管壁发育尚未完善，管壁薄弱，易于阻塞和遭受破坏。反复感染破坏支气管壁各层组织，尤其是肌层组织及弹性组织的破坏，减弱了对管壁的支撑作用。支气管炎使支气管黏膜充血、水肿、分泌物堵塞引流不畅，从而加重感染。左下叶支气管细长且位置低，受心脏影响，感染后引流不畅，故发病率高。左舌叶支气管开口与左下叶背段支气管开口相邻，易被左下叶背段感染累及，因此两叶支气管同时扩张也常见。

支气管内膜结核引起管腔狭窄、阻塞、引流不畅，导致支气管扩张。肺结核纤维组织增生、牵拉收缩，也导致支气管变形扩张，因肺结核多发于上叶，引流好，痰量不多或无痰，所以称之为“干性”支气管扩张。其他如吸入腐蚀性气体、支气管曲霉菌感染、胸膜粘连等可损伤或牵拉支气管壁，反复继发感染，引起支气管扩张。

(二)支气管阻塞

肿瘤、支气管异物和感染均引起支气管腔内阻塞，支气管周围肿大淋巴结或肿瘤的外压可致支气管阻塞。支气管阻塞导致肺不张，失去肺泡弹性组织缓冲，胸腔负压直接牵拉支气管壁引起支气管扩张。右肺中叶支气管细长，有三组淋巴结围绕，因非特异性或结核性淋巴结炎而肿大，从而压迫支气管，引起右肺中叶肺不张和反复感染，又称“中叶综合征”。

(三)支气管先天性发育障碍和遗传因素

支气管先天发育障碍，如巨大气管-支气管症，可能是先天性结缔组织异常、管壁薄弱所致的扩张。因软骨发育不全或弹性纤维不足，导致局部管壁薄弱或弹性较差所致支气管扩张，常伴有鼻旁窦炎及内脏转位(右位心)，称为 Kartagener 综合征。与遗传因素有关的肺囊性纤维化，由于支气管黏液腺分泌大量黏稠黏液，分泌物潴留在支气管内引起阻塞、肺不张和反复继发感染，可发生支气管扩张。遗传性 α_1-抗胰蛋白酶缺乏症也伴有支气管扩张。

(四)全身性疾病

近年来发现类风湿关节炎、克罗恩病、溃疡性结肠炎、系统性红斑狼疮、支气管哮喘和泛细支气管炎等疾病可同时伴有支气管扩张。一些不明原因的支气管扩张，其体液和细胞免疫功能有不同程度的异常，提示支气管扩张可能与机体免疫功能失调有关。

二、病理

发生支气管扩张的主要原因是炎症。支气管壁弹力组织、肌层及软骨均遭到破坏，由纤维组织取代，使管腔逐渐扩张。支气管扩张的形状可为柱状或囊状，也常混合存在呈囊柱状。典型的病理改变为支气管壁全层均有破坏，黏膜表面常有溃疡及急、慢性炎症，纤毛柱状上皮细胞鳞状化生、萎缩，杯状细胞和黏液腺增生，管腔变形、扭曲、扩张，腔内含有多量分泌物。常伴毛细血管扩张，或支气管动脉和肺动脉的终末支扩张与吻合，进而形成血管瘤，破裂可出现反复大量咯血。支气管扩张发生反复感染，病变范围扩大蔓延，逐渐发展影响肺通气功能及肺弥散功能，导致肺动脉高压，引起肺心病、右心衰。

三、临床表现

本病多起病于小儿或青年，呈慢性经过，多数患者在童年期有麻疹、百日咳或支气管肺炎迁延不愈的病史。早期常无症状，随病情发展可出现典型临床症状。

(一)症状

(1)慢性咳嗽、大量脓痰：与体位改变有关，每天痰量可达 100～400 mL，支气管扩张分泌物积潴，体位变动时分泌物刺激支气管黏膜，引起咳嗽和排痰。痰液静置后分 3 层：上层为泡沫，中层为黏液或脓性黏液，底层为坏死组织沉淀物。合并厌氧菌混合感染时，则痰有臭味，常见病原体为铜绿假单胞菌、金黄色葡萄球菌、流感嗜血杆菌、肺炎链球菌和卡他莫拉菌。

(2)反复咯血：50％～70％的患者有不同程度的咯血史，从痰中带血至大量咯血，咯血量与病情严重程度、病变范围不一定成比例。部分患者以反复咯血为唯一症状，平时无咳嗽、咳脓痰等症状，称为干性支气管扩张，病变多位于引流良好的上叶支气管。

(3)反复肺部感染：特点为同一肺段反复发生肺炎并迁延不愈，此由于扩张的支气管清除分泌物的功能丧失，引流差，易于反复发生感染。

(4)慢性感染中毒症状：反复感染可引起发热、乏力、头痛、食欲减退等，病程较长者可有消瘦、贫血，儿童可影响生长发育。

(二)体征

早期或干性支气管扩张可无异常肺部体征。典型者在下胸部、背部可闻及固定、持久的局限性粗湿啰音，有时可闻及哮鸣音。部分慢性患者伴有杵状指(趾)，病程长者可有贫血和营养不良，出现肺炎、肺脓肿、肺气肿、肺心病等并发症时可有相应体征。

四、实验室检查及辅助检查

(一)实验室检查

白细胞总数与分类一般正常，急性感染时白细胞总数及中性粒细胞比例可增高，贫血患者血红蛋白下降，血沉可增快。

(二)X 射线检查

早期轻症患者胸部平片可无特殊发现，典型 X 射线表现为一侧或双侧下肺纹理增粗紊乱，其中有多个不规则的透亮阴影，或沿支气管分布的蜂窝状、卷发状阴影，急性感染时阴影内可出现小液平面。柱状支气管扩张的 X 射线表现是“轨道征”，系增厚的支气管壁影。胸部 CT 显示支气管管壁增厚的柱状扩张，并延伸至肺周边，或成串、成簇的囊状改变，可含气液平面。支气管造影可确诊此病，并明确支气管扩张的部位、形态、范围和病变严重程度，为手术治疗提供资料。高分辨 CT 较常规 CT 具有更高的空间和密度分辨力，能够显示以次级肺小叶为基本单位的肺内细微结构，已基本取代支气管造影(图 6-10)。

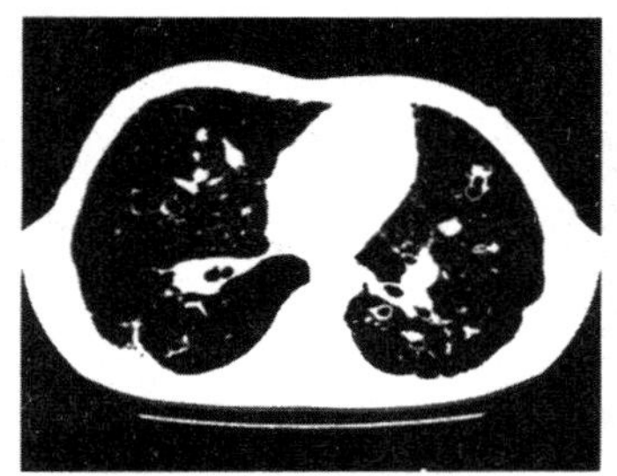
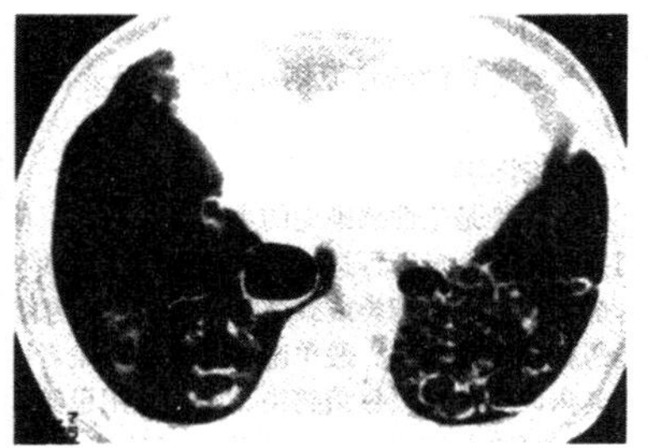

图 6-10　胸部 CT

(三)支气管镜检

支气管镜检可发现出血、扩张或阻塞部位及原因，可进行局部灌洗、清除阻塞，局部止血，取灌洗液行细菌学、细胞学检查，有助于诊断、鉴别诊断与治疗。

五、诊断

根据慢性咳嗽、咳大量脓痰、反复咯血和肺同一肺段反复感染等病史，查体于下胸部及背部可闻及固定而持久的粗湿啰音、结合童年期有诱发支气管扩张的呼吸道感染病史,X射线显示局部肺纹理增粗、紊乱或呈蜂窝状、卷发状阴影,可做出初步临床诊断,支气管造影或高分辨CT可明确诊断。

六、鉴别诊断

(一)慢性支气管炎

慢性支气管炎多发生于中老年吸烟者,于气候多变的冬春季节咳嗽、咳痰明显,多为白色黏液痰,感染急性发作时出现脓性痰,反复咯血症状不多见,两肺底散在的干湿啰音,咳嗽后可消失。胸片肺纹理紊乱,或有肺气肿改变。

(二)肺脓肿

肺脓肿起病急,全身中毒症状重,有高热、咳嗽、大量脓臭痰,X射线检查可见局部浓密炎症阴影,其中有空洞伴气液平面,有效抗生素治疗炎症可完全吸收。慢性肺脓肿则以往有急性肺脓肿的病史。支气管扩张和肺脓肿可以并存。

(三)肺结核

肺结核常有低热、盗汗、乏力等结核中毒症状,干、湿性啰音多位于上肺部,X射线胸片和痰结核菌检查可做出诊断。结核可合并支气管扩张,部位多见于双肺上叶及下叶背段支气管。

(四)先天性肺囊肿

先天性肺囊肿是一种先天性疾病,无感染时可无症状,X射线检查可见多个薄壁的圆形或椭圆形阴影,边界纤细,周围肺组织无炎症浸润,胸部CT检查和支气管造影有助于诊断。

(五)弥漫性泛细支气管炎

慢性咳嗽、咳痰,活动时呼吸困难,合并慢性鼻旁窦炎,胸片与胸CT有弥漫分布的边界不太清楚的小结节影。类风湿因子、抗核抗体、冷凝集试验可呈阳性,需病理学确诊。大环内酯类的抗生素治疗2个月以上有效。

七、治疗

支气管扩张的治疗原则是防治呼吸道反复感染,保持呼吸道引流通畅,必要时手术治疗。

(一)控制感染

控制感染是急性感染期的主要治疗措施。应根据病情参考细菌培养及药物敏感试验结果选用抗菌药物。轻者可选用氨苄西林或阿莫西林 0.5 g，一天4 次，或用第一、二代头孢菌素；也可用氟喹诺酮类或磺胺类药物。重症患者需静脉联合用药；如三代头孢菌素加氨基糖苷类药物有协同作用。假单胞菌属细菌感染者可选用头孢他啶、头孢吡肟和亚胺培南等。若痰有臭味，多伴有厌氧菌感染，则可加用甲硝唑 0.5 g 静脉滴注，一天 2～3 次或替硝唑 0.4～0.8 g 静脉滴注，一天2 次。其他抗菌药物如大环内酯类、四环素类可酌情应用。经治疗后如体温正常，脓痰明显减少，则 1 周左右考虑停药。缓解期不必常规使用抗菌药物，应适当锻炼，增强体质。

(二)清除痰液

清除痰液是控制感染和减轻全身中毒症状的关键。

1.祛痰剂

口服氯化铵 0.3～0.6 g，或溴己新 8～16 mg，每天 3 次。

2.支气管舒张剂

由于支气管痉挛，部分患者痰液排出困难，在无咳血的情况下，可口服氨茶碱0.1～0.2 g，一天 3～4 次或其他缓解气道痉挛的药物，也可加用 β_2-受体激动剂或异丙托溴铵吸入。

3.体位引流

体位引流是根据病变部位采取不同的体位，原则上使患处处于高位，引流支气管的开口朝下，以利于痰液排入大气道咳出，对于痰量多、不易咳出者更重要。每天 2～4 次，每次 15～30 分钟。引流前可行雾化吸入，体位引流时轻拍病变部位以提高引流效果。

4.纤维支气管镜吸痰

若体位引流痰液难以排出，可行纤维支气管镜吸痰，清除阻塞。可用生理盐水冲洗稀释痰液，并局部应用抗生素治疗，效果明显。

(三)咯血的处理

大咯血最重要的环节是防止窒息。若经内科治疗未能控制，可行支气管动脉造影，对出血的小动脉定位后注入明胶海绵或聚乙烯醇栓，或导入钢圈进行栓塞止血。

(四)手术治疗

手术治疗适用于心肺功能良好，反复呼吸道感染或大咯血内科治疗无效，病变范围局限于一叶或一侧肺组织者。危及生命的大咯血，明确出血部位时部分病患需急诊手术。

八、预防及预后

积极防治婴幼儿麻疹、百日咳、支气管肺炎及肺结核等慢性呼吸道疾病，增强机体免疫及抗病能力，防止异物及尘埃误吸，预防呼吸道感染。

病变较轻者及病灶局限内科治疗无效手术切除者预后好；病灶广泛，后期并发肺心病者预后差。

第三节　上气道梗阻

上气道指鼻至气管隆突一段的传导性气道，通常以胸腔入口（体表标志为胸骨上切迹）为标志，分为胸腔外上气道和胸腔内上气道 2 部分。上气道疾病颇多，部分归入鼻咽喉科的诊治范围，也有不少就诊于呼吸内科，或者划界并不明确，如鼾症和睡眠呼吸暂停综合征。上气道疾病最常见的疾病是上气道梗阻(upper airway obstruction，UAO)。

一、上气道梗阻的原因

按急性和慢性列于表 6-8。

表 6-8　上气道梗阻的原因

急性	异物吸入
	水肿：过敏性、血管神经性和烟雾吸入
	感染：扁桃腺炎、咽炎、会厌炎、咽后壁脓肿、急性阻塞性喉气管支气管炎和免疫抑制患者喉念珠菌病
慢性	声带：麻痹、功能障碍
	气管异常：气管支气管软化、复发性多软骨炎、气管支气管扩大和骨质沉着性气管支气管病
	浆细胞病变：气管支气管淀粉样变
	肉芽肿性疾病：结节病（咽、气管/主支气管和纵隔淋巴结压迫）、结核（咽后壁脓肿，喉、气管/主支气管和纵隔淋巴结压迫）
	韦格纳肉芽肿（声门下狭窄、溃疡性气管支气管炎）
	气管狭窄：插管后、气管切开后、创伤和食管失弛缓症
	气管受压/受犯：甲状腺肿、甲状腺癌、食管癌、纵隔肿瘤（淋巴瘤、淋巴结转移肿瘤）和主动脉瘤
	肿瘤：咽/喉/气管（乳头瘤病）

续表

儿童上气道梗阻的附加原因
急性：喉炎、免疫抑制儿童的喉部病变和白喉
慢性：Down综合征(各种原因的多部位病变或狭窄)、小颏、先天性喉鸣、血管环(双主动脉弓畸形)压迫气管、先天性声门下狭窄和黏多糖病

二、病理生理和肺功能改变

胸外的上气道处于大气压下，胸内部分则在胸内压作用之下。气管内外两侧的压力差为跨壁压。当气管外压大于胸内压，跨壁压为正值，气道则趋于闭合；当跨壁压为负值时，即气管内压大于气管外压，气管通畅(图6-11)。上气道梗阻主要使患者肺泡通气减少，弥散功能则多属正常。上气道梗阻的位置、程度、性质(固定型或可变型)以及呼气或吸气相压力的变化，引起患者出现不同的病理生理改变，产生吸气气流受限、呼气气流受限，抑或两者均受限。临床上，根据呼吸气流受阻的不同可将上气道梗阻分为三种，即可变型胸外上气道梗阻、可变型胸内上气道梗阻和固定型上气道梗阻。

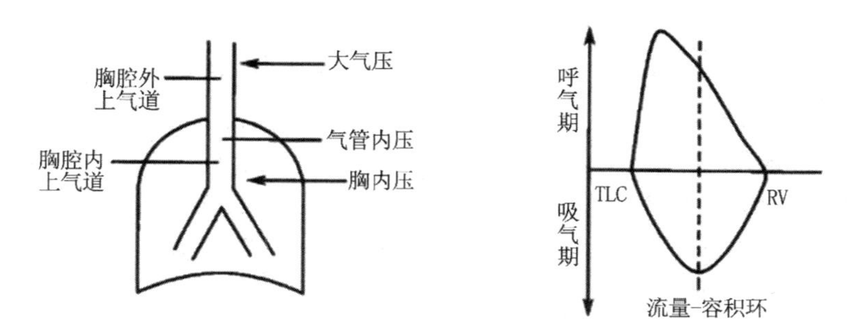

图6-11 与气道口径有关的压力及正常流量-容积环

(一)可变型胸外上气道梗阻

可变型梗阻指梗阻部位气管内腔大小可因气管内外压力改变而变化的上气道梗阻，见于气管软化及声带麻痹等疾病的患者。正常情况下，胸外上气道外周的压力在整个呼吸周期均为大气压，吸气时由于气道内压降低，引起跨壁压增大，其作用方向为由管外向管内，导致胸外上气道倾向于缩小。存在可变型胸外上气道梗阻的患者，当其用力吸气时，由于Ventuff效应和湍流导致阻塞远端的气道压力显著降低，跨壁压明显增大，引起阻塞部位气道口径进一步缩小，出现吸气气流严重受阻；相反，当其用力呼气时，气管内压力增加，由于跨壁压降低，其阻塞程度可有所减轻。动态流量-容积环表现为吸气流速受限而呈现吸气平台,但呼气流速受限较轻则不出现平台,甚或呈现正常图形,50%肺活量用力呼气流速($FEF_{50\%}$)与50%肺活量用力吸气流速($FIF_{50\%}$)之比($FEF_{50\%}/FIF_{50\%}$)>1.0,见图6-12。

(二)可变型胸内上气道梗阻

可变型胸内上气道梗阻,见于胸内气道的气管软化及肿瘤患者。由于胸内上气道周围的压力与胸内压接近,管腔外压(胸内压)与管腔内压相比为负压,跨壁压的作用方向由管腔内向管腔外,导致胸内气道倾向于扩张。当患者用力呼气时,Venturi效应和湍流可使阻塞近端的气道压力降低,也引起阻塞部位气道口径进一步缩小,但出现呼气气流严重受阻。动态流量-容积环描记 $FEF_{50\%}/FIF_{50\%}$ ≤0.2,见图6-12。

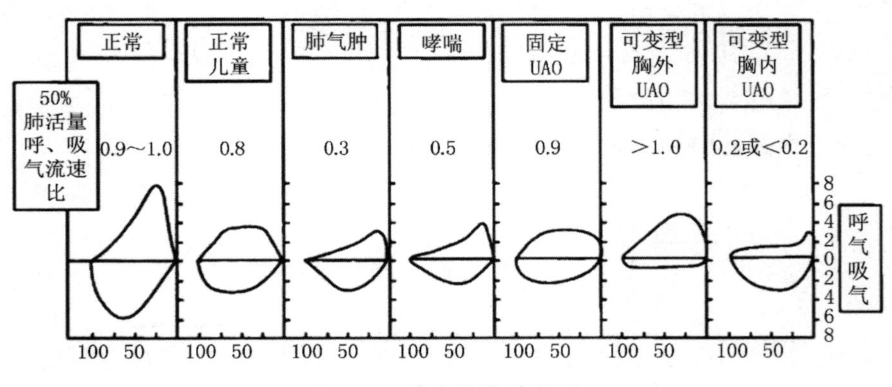

图6-12 动态流量-容积环

(三)固定型上气道梗阻

固定型上气道梗阻指上气道梗阻性病变部位僵硬固定,呼吸时跨壁压的改变不能引起梗阻部位的气道口径变化,见于气管狭窄和甲状腺肿瘤患者。这类患者,其吸气和呼气时气流均明显受限且程度相近,动态流量-容积环的吸气流速和呼气流速均呈现平台。多数学者认为,50%肺活量时呼气流速与吸气流速之比($FEF_{50\%}/FIF_{50\%}$)等于1是固定型上气道梗阻的特征。但与阻塞病变邻近的正常气道可出现可变型阻塞,对 $FEF_{50\%}/FIF_{50\%}$ 有一定的影响,应予以注意。

三、临床表现

急性上气道梗阻通常呈现突发性严重呼吸困难,听诊可闻及喘鸣音。初起喘鸣音呈吸气性，随着病情进展可出现呼气鼾鸣声。严重者可有缺氧等急性呼吸衰竭的表现。慢性上气道梗阻早期症状不明显。逐渐出现刺激性干咳、气急。喘鸣音可以传导至胸，因而容易误判为肺部哮鸣音，误诊为哮喘或COPD。因病因不同可有相应的症状或体征，如肿瘤常有痰中带血，声带麻痹则有声嘶和犬吠样咳嗽。

四、诊断

基本要点和程序包括：①对可疑患者的搜寻；②肺功能检测，特别要描记流量-容积曲线；③影像学或鼻咽喉科检查，寻找阻塞及其定位；④必要时借助喉镜或纤维支气管镜进行活组织检查，确立病理学诊断。

五、呼吸内科涉及上气道梗阻(UAO)的主要疾病及治疗

从定位而言呼吸内科涉及的UAO指气管疾病，即胸内上气道梗阻。以下简要叙述除外肿瘤和感染的另几种重要气管疾病。

(一)气管支气管软化

本病病因和病理生理不清楚。临床见于气管切开术后(尤其是儿童)、黏多糖综合征(黏多糖在气管壁沉积)，其他可能的原因有吸烟、老年性退化、过高气道压(可能继发于慢性下气道阻塞)和纤维组织先天性脆弱。气道软骨变软，弹力纤维丧失。肉眼观可分为两类，即“新月”型(后气道壁陷入管腔)和“刀鞘”型(侧壁塌陷)。主要症状是气急、咳嗽、咳痰、反复呼吸道感染和咯血。治疗方法主要有3种，即持续气道正压通气、气管切开和气管支架植入，可按病情严重程度参考其他相关因素进行选择。

(二)复发性多软骨炎(relapsing polychondritis，RP)

本病是一种累及全身软骨的自身免疫性结缔组织病，1923年，Jackson Wartenhorst首先描述。主要引起鼻、耳和呼吸道软骨的反复炎症与破坏，也有关节炎、巩膜炎以及主动脉、心脏和肾脏受累的报道。约50%患者病变发生在气管和主支气管，与气管支气管软化非常相似，有作者认为RP是气管支气管软化的原因之一。临床表现咳嗽、声嘶、气急和喘鸣等。诊断的关键是医师在气急和喘鸣患者的临诊中熟悉和警惕本病。

肺功能流速-容量环描记、颈胸部高kV X射线摄片、气管分层X射线摄片均有助于发现上气道狭窄，最直接的诊断证据是纤支镜检查显示气管软骨环消失和气道壁塌陷、狭窄。本病缺少实验室诊断标准。糖皮质激素、氨苯砜和非类

固醇消炎药可能有一定治疗作用。威胁生命时需要气管切开。气管支架植入可能在一定时期内获益。

(三)气管支气管淀粉样变

原发性淀粉样变累及气管支气管树比较少见。Thompson 和 Citron 将其分为 3 种类型:①气管支气管型(影响上气道或中心性气道);②小结节性肺实质型(肺内单发或多发性小结节);③弥漫性肺泡间隔型。后两型常误诊为肺肿瘤,经手术或尸检病理确诊。气管支气管淀粉样变表现为大气道肿块或弥漫性黏膜下斑块。支气管镜下可见气管支气管壁呈鹅卵石状,管壁显著增厚,可延及数级较小的支气管。临床症状无特异性。诊断有赖于纤支镜活检、标本镜检和刚果红阳性染色。本病预后不良,但进展可以相当缓慢,少数患者可生存数十年。病变弥漫累及较小支气管者约 30%在 4~6 年内死亡。治疗困难,激光凝灼、支架植入如果指征选择确当可以有一定效果。局部放疗偶尔也有帮助。最近,有人提出,可试用抗肿瘤化疗药物,但治疗反应很慢(6~12 个月)。

(四)气管狭窄

气管狭窄相对常见,医源性(气管切开)为最常见原因,其他原因包括创伤、气道灼伤等。气管扩张术、支架植入和切除重建术可根据病情进行选择。气道灼伤引起的广泛狭窄治疗困难。

(五)气管支气管扩大

一种先天性异常,表现为气管和主支气管萎缩、弹力纤维缺乏和气道肌层减少,气管和支气管变软,导致吸气时显著扩张,而呼气时狭窄陷闭。植入支架似乎是最好和唯一的治疗选择。

(六)骨质沉着性气管支气管病

本病是老年人气管支气管的退行性病变,表现为气管支气管黏膜下软骨性或骨性小结节,如息肉样。轻者无症状,严重和广泛病变患者可出现咳嗽、咯血、气急、反复呼吸道感染以及肺不张等。气管镜下摘除气道块状病灶可以有益。

第七章

感染性肺部疾病

第一节　慢性支气管炎

慢性支气管炎是由于感染或非感染因素引起气管、支气管黏膜及其周围组织的慢性非特异性炎症。临床上以慢性咳嗽、咳痰或气喘为主要症状。疾病不断进展，可并发阻塞性肺气肿、肺源性心脏病，严重影响劳动和健康。

一、病因和发病机制

病因尚未完全清楚，一般认为是多种因素长期相互作用的结果，这些因素可分为外因和内因两个方面。

（一）吸烟

大量研究证明吸烟与慢性支气管炎的发生有密切关系。吸烟时间越长，量越多，患病率也越高。戒烟可使症状减轻或消失，病情缓解，甚至痊愈。

（二）理化因素

理化因素包括刺激性烟雾、粉尘及大气污染（如二氧化硫、二氧化氮、氯气和臭氧等）的慢性刺激。这些有害气体的接触者慢性支气管炎患病率远较不接触者为高。

（三）感染因素

感染是慢性支气管炎发生、发展的重要因素，病毒感染以鼻病毒、黏液病毒、腺病毒和呼吸道合胞病毒为多见。细菌感染常继发于病毒感染之后，如肺炎链球菌、流感嗜血杆菌等。这些感染因素造成气管、支气管黏膜的损伤和慢性炎症。感染虽与慢性支气管炎的发病有密切关系，但目前尚无足够证据说明为首发病因，只认为是慢性支气管炎的继发感染和加剧病变发展的重要因素。

(四)气候

慢性支气管炎发病及急性加重常见于冬天寒冷季节,尤其是在气候突然变化时。寒冷空气可以刺激腺体,增加黏液分泌,使纤毛运动减弱,黏膜血管收缩,有利于继发感染。

(五)过敏因素

过敏因素主要与喘息性支气管炎的发生有关。在患者痰液中嗜酸性粒细胞数量与组胺含量都有增高倾向,说明部分患者与过敏因素有关。尘埃、尘螨、细菌、真菌、寄生虫、花粉以及化学气体等,都可以成为过敏因素而致病。

(六)呼吸道局部免疫功能减低及自主神经功能失调

该症状为慢性支气管炎发病提供内在的条件。老年人常因呼吸道的免疫功能减退,免疫球蛋白的减少,呼吸道防御功能退化等导致患病率较高。副交感神经反应增高时,微弱刺激即可引起支气管收缩痉挛,分泌物增多,而产生咳嗽、咳痰和气喘等症状。

综上所述,当机体抵抗力减弱时,呼吸道在不同程度易感性的基础上,有一种或多种外因的存在,长期反复作用,可发展成为慢性支气管炎。如长期吸烟损害呼吸道黏膜,加上微生物的反复感染,可发生慢性支气管炎。

二、病理

由于炎症反复发作,引起上皮细胞变性、坏死和鳞状上皮化生,纤毛变短,参差不齐或稀疏脱落。黏液腺泡明显增多,腺管扩张,杯状细胞也明显增生。支气管壁有各种炎性细胞浸润、充血、水肿和纤维增生。支气管黏膜发生溃疡,肉芽组织增生,严重者支气管平滑肌和弹性纤维也遭破坏以致机化,引起管腔狭窄。

三、临床表现

(一)症状

起病缓慢,病程长,常反复急性发作而逐渐加重,主要表现为慢性咳嗽、咳痰和喘息。开始症状轻微,气候变冷或感冒时,则引起急性发作,这时患者咳嗽、咳痰、喘息等症状加重。

1.咳嗽

主要由支气管黏膜充血、水肿或分泌物积聚于支气管腔内而引起咳嗽。咳嗽严重程度视病情而定,一般晨间和晚间睡前咳嗽较重,有阵咳或排痰,白天则较轻。

2.咳痰

痰液一般为白色黏液或浆液泡沫性，偶可带血。起床后或体位变动可刺激排痰，因此，常以清晨排痰较多。急性发作伴有细菌感染时，则变为黏液脓性，咳嗽和痰量也随之增加。

3.喘息或气急

喘息性慢性支气管炎可有喘息，常伴有哮鸣音。早期无气急。反复发作数年，并发阻塞性肺气肿时，可伴有轻重程度不等的气急，严重时生活难以自理。

（二）体征

早期可无任何异常体征。急性发作期可有散在的干、湿性啰音，多在背部及肺底部，咳嗽后可减少或消失。喘息型可听到哮鸣音及呼气延长，而且不易完全消失。并发肺气肿时有肺气肿体征。

四、实验室和其他检查

（一）X 射线检查

早期可无异常。病变反复发作，可见两肺纹理增粗、紊乱，呈网状或条索状、斑点状阴影，以下肺野较明显。

（二）呼吸功能检查

早期常无异常。如有小呼吸道阻塞时，最大呼气流速-容积曲线在 75%和 50%肺容量时，流量明显降低，它比第 1 秒用力呼气容积更为敏感。发展到呼吸道狭窄或有阻塞时，常有阻塞性通气功能障碍的肺功能表现，如第 1 秒用力呼气量占用力肺活量的比值减少（<70%），最大通气量减少（低于预计值的 80%）；流速-容量曲线减低更为明显。

（三）血液检查

慢支急性发作期或并发肺部感染时，可见白细胞计数及中性粒细胞增多。喘息型者嗜酸性粒细胞可增多。缓解期多无变化。

（四）痰液检查

涂片或培养可见致病菌。涂片中可见大量中性粒细胞，已破坏的杯状细胞，喘息型者常见较多的嗜酸性粒细胞。

五、诊断和鉴别诊断

（一）诊断标准

根据咳嗽、咳痰或伴喘息，每年发病持续 3 个月，连续 2 年或以上，并排除其他引起慢性咳嗽的心、肺疾病,可做出诊断。如每年发病持续不足3个月,而有明确的客观检查依据(如X线片、呼吸功能等)也可诊断。

(二)分型、分期

1.分型

分型可分为单纯型和喘息型两型。单纯型的主要表现为咳嗽、咳痰;喘息型者除有咳嗽、咳痰外尚有喘息,伴有哮鸣音,喘鸣在阵咳时加剧,睡眠时明显。

2.分期

按病情进展可分为3期。急性发作期是指“咳”“痰”“喘”等症状任何一项明显加剧,痰量明显增加并出现脓性或黏液脓性痰,或伴有发热等炎症表现1周之内。慢性迁延期是指有不同程度的“咳”“痰”“喘”症状迁延1个月以上者。临床缓解期是指经治疗或临床缓解,症状基本消失或偶有轻微咳嗽少量痰液,保持2个月以上者。

(三)鉴别诊断

慢性支气管炎需与下列疾病相鉴别。

1.支气管哮喘

支气管哮喘常于幼年或青年突然起病,一般无慢性咳嗽、咳痰史,以发作性、呼气性呼吸困难为特征。发作时两肺布满哮鸣音,缓解后可无症状。常有个人或家族过敏性疾病史。喘息型慢性支气管炎多见于中、老年,一般以咳嗽、咳痰伴发喘息及哮鸣音为主要症状,感染控制后症状多可缓解,但肺部可听到哮鸣音。典型病例不难区别,但哮喘并发慢性支气管炎和/或肺气肿则难以区别。

2.咳嗽变异性哮喘

咳嗽变异性哮喘以刺激性咳嗽为特征,常由受到灰尘、油烟和冷空气等刺激而诱发,多有家族史或过敏史。抗生素治疗无效,支气管激发试验阳性。

3.支气管扩张

支气管扩张具有咳嗽、咳痰反复发作的特点,合并感染时有大量脓痰,或反复咯血。肺部以湿啰音为主,可有杵状指(趾)。X射线检查常见下肺纹理粗乱或呈卷发状。支气管造影或CT检查可以鉴别。

4.肺结核

多有发热、乏力、盗汗、消瘦等结核中毒症状,咳嗽、咯血等以及局部症状。经X射线检查和痰结核菌检查可以明确诊断。

5.肺癌

患者年龄常在40岁以上,特别是有多年吸烟史,发生刺激性咳嗽,常有反复发生或持续的血痰，或者慢性咳嗽性质发生改变。X射线检查可发现有块状阴影或结节状影或阻塞性肺炎。用抗生素治疗，未能完全消散，应考虑肺癌的可能，痰脱落细胞检查或经纤维支镜活检一般可明确诊断。

6.肺尘埃沉着病(尘肺)

有粉尘等职业接触史。X射线检查肺部可见硅结节，肺门阴影扩大及网状纹理增多，可做出诊断。

六、治疗

在急性发作期和慢性迁延期应以控制感染和祛痰、镇咳为主。伴发喘息时，应予解痉平喘治疗。对临床缓解期宜加强锻炼，增强体质，提高机体抵抗力，预防复发为主。

(一)急性发作期的治疗

1.控制感染

根据致病菌和感染严重程度或药敏试验选择抗生素。轻者可口服，较重患者用肌内注射或静脉滴注抗生素。常用的有喹诺酮类、头孢菌素类、大环内酯类、β内酰胺类或磺胺类口服，如左氧氟沙星 0.4 g，1次/天；罗红霉素 0.3 g，2次/天；阿莫西林 2～4 g/d，分2～4次口服；头孢呋辛 1.0 g/d，分2次口服；复方磺胺甲噁唑2片，2次/天。能单独应用窄谱抗生素应尽量避免使用广谱抗生素，以免二重感染或产生耐药菌株。

2.祛痰、镇咳

可改善患者症状，迁延期仍应坚持用药。可选用氯化铵合剂 10 mL，3次/天；也可加用溴己新8～16 mg，3次/天；盐酸氨溴索 30 mg，3次/天。干咳则可选用镇咳药，如右美沙芬、那可丁等。中成药镇咳也有一定效果。对年老体弱无力咳痰者或痰量较多者，更应以祛痰为主，协助排痰，畅通呼吸道。应避免应用强的镇咳药，如可待因等，以免抑制中枢，加重呼吸道阻塞和炎症，导致病情恶化。

3.解痉、平喘

主要用于喘息明显的患者，常选用氨茶碱 0.1 g，3次/天，或用茶碱控释药；也可用特布他林、沙丁胺醇等 β_2 激动药加糖皮质激素吸入。

4.气雾疗法

对于痰液黏稠不易咳出的患者，雾化吸入可稀释气管内的分泌物，有利排痰。目前主要用超声雾化吸入，吸入液中可加入抗生素及痰液稀释药。

(二)缓解期治疗

(1)加强锻炼,增强体质,提高免疫功能,加强个人卫生,注意预防呼吸道感染,如感冒流行季节避免到拥挤的公共场所,出门戴口罩等。

(2)避免各种诱发因素的接触和吸入,如戒烟、脱离接触有害气体的工作岗位等。

(3)反复呼吸道感染者可试用免疫调节药或中医中药治疗,如卡介苗、多糖核酸、胸腺肽等。

第二节 弥漫性泛细支气管炎

弥漫性泛细支气管炎(diffuse panbronchiolitis,DPB)是以两肺弥漫性呼吸性细支气管及其周围慢性炎症为特征的独立性疾病。目前认为,DPB是东亚地区所特有的人种特异性疾病。DPB的病理学特点为以呼吸性细支气管为中心的细支气管炎及细支气管周围炎,因炎症累及呼吸性细支气管壁的全层,故称之为弥漫泛细支气管炎。临床表现主要为慢性咳嗽、咳痰及活动后呼吸困难。胸部听诊可闻及间断性啰音。80%以上的DPB患者合并或既往有慢性鼻旁窦炎。胸部X射线可见两肺弥漫性颗粒样结节状阴影,尤其胸部CT扫描显示两肺弥漫性小叶中心性颗粒样结节状阴影对协助诊断具有重要意义。肺功能检查主要为阻塞性通气功能障碍,但早期出现低氧血症,而弥散功能通常在正常范围内。实验室检查血清冷凝集试验效价升高,多在1∶64以上。本病是一种可治性疾病,治疗首选红霉素等大环内酯类,疗效显著。

一、流行病学

1969年,日本学者山中根据病理学改变首次报道了DPB。20世纪70年代,本间等从临床提出DPB为一种独立性疾病。20世纪90年代初,欧美教科书对DPB加以描述,使其成为世界公认的新疾病。1980年,日本开始DPB流行病学调查,80年代初,调查结果推测日本DPB的发病率为11.1/10万,1995年为3.4/10万。目前,DPB最多见于日本,自1992年开始在东亚地区,如韩国、中国等也有报道,然而欧美报道的病例极少且其中约50%是亚洲人种。我国1996年首次报道明确诊断的DPB,以后陆续报道了一些病例,但至今我国仍无流行病学调查资料。最近研究表明,DPB是东亚地区所特有的人种特异性疾病。

二、病因

DPB的病因至今不明,但可能与以下因素有关。

(一)遗传因素

近年研究表明DPB发病有明显的人种差别,且部分患者有家族发病。此外,84.8%的DPB患者合并有慢性鼻旁窦炎或家族内鼻旁窦炎支气管综合征(sino bronchial syndrome,SBS),因此有学者推测,遗传因素可能是DPB及其与慢性鼻旁窦炎相关性的发病基础。目前认为,DPB可能是一种具有多基因遗传倾向的呼吸系统疾病。最近研究结果表明,DPB与人体白细胞抗原(HLA)基因密切相关,日本DPB患者与HLA-B54(尤其是HLA-B54)基因有高度的相关性;而在韩国DPB患者与HLA-A11,有高度的相关性。有报道我国DPB患者可能与HLA-B_{54}及HLA-A11有一定相关性。2000年,Keicho等认为,DPB的易感基因存在于第6染色体短臂上的HLA-B位点和A位点之间,距离B位点300 kb为中心的范围内。最近研究推测,DPB发病可能与TAP(transporter associated with antIgen processing)基因、白细胞介素-8(IL-8)基因、CETR基因以及与黏蛋白基因(MUC5B)有关。

(二)慢性气道炎症与免疫系统异常

部分DPB患者支气管肺泡灌洗液(BALF)中中性粒细胞、IL-8及白三烯B4等均明显升高提示本病存在慢性气道炎症病变。此外,以下因素提示本病可能与免疫系统功能障碍有关:①血冷凝集试验效价升高以及部分患者IgA增高;②病理检查显示呼吸性细支气管区域主要为淋巴细胞、浆细胞浸润和聚集;③DPB患者BALF中CD8 T细胞总数增高;④部分DPB患者与类风湿关节炎、成人T细胞白血病和非霍奇金淋巴瘤等并存。

(三)感染

DPB患者常合并铜绿假单胞菌感染,但铜绿假单胞菌是DPB的病因还是继发感染尚不清楚。有报道,应用铜绿假单胞菌接种到动物气道内可成功建立DPB动物模型。也有人认为,由于细菌停滞于气道黏膜上,引起由铜绿假单胞菌产生的弹性硬蛋白酶和一些炎症介质的生成,可能是造成DPB气道上皮细胞的损伤和气道炎症的原因。

三、病理

DPB的病理学特征为以两肺呼吸性细支气管为中心的细支气管炎及细支

气管周围炎。因炎症病变累及两肺呼吸性细支气管的全层，故称之为弥漫性泛细支气管炎。

大体标本肉眼观察肺表面及切面均可见弥漫性分布的浅黄色或灰白色2～3 mm的小结节，结节大小较均匀，位于呼吸性细支气管区域，以两肺下叶多见。通常显示肺过度充气。镜下可见在呼吸性细支气管区域有淋巴细胞、浆细胞和组织细胞等圆形细胞的浸润，导致管壁增厚，常伴有淋巴滤泡增生。由于息肉样肉芽组织充填于呼吸性细支气管腔内，导致管壁狭窄或闭塞；呼吸性细支气管壁及周围的肺间质、肺泡隔和肺泡腔内可见吞噬脂肪的泡沫细胞聚集。病情进展部分患者可见支气管及细支气管扩张和末梢气腔的过度膨胀。有日本学者提出以下DPB病理诊断标准：①病变为累及两肺的弥漫性慢性气道炎症；②慢性炎症以细支气管及肺小叶中心部为主；③呼吸性细支气管壁、肺泡壁及肺泡间质泡沫细胞聚集和淋巴细胞浸润。

四、临床表现

本病常隐匿缓慢发病。发病可见于任何年龄，但多见于40～50岁的成年人。发病无性别差异。临床表现如下。

(一)症状

症状主要为慢性咳嗽、咳痰和活动后呼吸困难。首发症状常为咳嗽、咳痰，逐渐出现活动后呼吸困难。患者常在疾病早期反复合并有下呼吸道感染，咳大量脓性痰，而且痰量异常增多，每天咳痰量可达数百毫升。如不能及时治疗，病情呈进行性进展，可发展为继发性支气管扩张，呼吸衰竭，肺动脉高压和肺源性心脏病。

(二)体征

胸部听诊可闻及间断性湿啰音或粗糙的捻发音，有时可闻及干啰音或哮鸣音，尤以两下肺明显。啰音的多少主要决定于支气管扩张及气道感染等病变的程度。祛痰药物或抗生素治疗后，啰音均可减少。部分患者因存在支气管扩张可有杵状指。

(三)合并慢性鼻窦炎

80%以上DPB患者都合并有或既往有慢性鼻旁窦炎，部分患者有鼻塞、流脓涕或嗅觉减退等，但有些患者无症状，仅在进行影像学检查时被发现。如疑诊为DPB患者，应常规拍摄鼻窦X射线或鼻窦CT。

五、辅助检查

（一）胸部X射线/肺部CT检查

胸部X射线可见两肺野弥漫性散在分布的边缘不清的颗粒样结节状阴影，直径在2～5 mm，多在2 mm以下，以两下肺野显著，常伴有肺过度膨胀。随病情进展，常可见肺过度膨胀及支气管扩张的双轨征。

肺部CT或胸部高分辨CT（HRCT）特征：①两肺弥漫性小叶中心性颗粒状结节影；②结节与近端支气管血管束的细线相连形成“Y”字形树芽征；③病情进展细小支气管扩张呈小环状或管状影，伴有管壁增厚。HRCT的这种特征性改变是诊断DPB非常重要的影像学依据。影像学显示的颗粒样小结节状阴影为呼吸性细支气管区域的炎性病变所致，随着病情加重或经大环内酯类抗生素治疗后，小结节状阴影可扩大或缩小乃至消失。

（二）肺功能检查及血气分析

肺功能主要为阻塞性通气功能障碍，病情进展可伴有肺活量下降，残气量（率）增加，但通常弥散功能在正常范围内。部分患者可伴有轻、中度的限制性通气功能障碍或混合性通气功能障碍。1秒用力呼气容积与用力肺活量比值（FEV_1/FVC）＜70％，肺活量占预计值的百分比（VC％）＜80％。残气量占预计值的百分比（RV％）＞150％或残气量占肺总量的百分比（RV/TLC％）＞45％。在日本早期的DPB诊断指标中，曾要求在以上肺功能检查中至少应具备三项，但弥散功能和肺顺应性通常在正常范围内，这对于我国临床诊断DPB患者有一定的参考价值。动脉血氧分压（PaO_2）＜10.7 kPa（80 mmHg），发病初期就可以发生低氧血症，进展期可有高碳酸血症。

（三）实验室检查

日本DPB患者90％血清冷凝集试验效价升高，多在1∶64以上，但支原体抗体多为阴性。我国患者冷凝集试验阳性率较低。部分患者可有血清IgA、IgM和血CD4/CD8比值增高，γ-球蛋白增高，血沉增快，类风湿因子阳性，但非特异性。部分患者可有血清HLA-B_{54}或HLA-A_{11}阳性。痰细菌学检查可发现起病初期痰中多为流感嗜血杆菌及肺炎链球菌，晚期多为铜绿假单胞菌感染。

（四）慢性鼻旁窦炎的检查

慢性鼻旁窦炎可选择鼻窦X射线或鼻窦CT检查，以确定有无鼻旁窦炎。受累部位可为单侧或双侧上颌窦、筛窦、额窦等。

(五)病理检查

病理检查是确诊 DPB 的“金标准”。如果肺活检能发现典型的 DPB 病理学改变即可确诊。经支气管镜肺活检(TBLB)方法简便且安全,但常因标本取材少,而且不一定能取到呼吸性细支气管肺组织,有一定的局限性。如欲提高检出率,应在 TBLB 检查时,取 3~5 块肺组织,如仍不能确诊,应行胸腔镜下肺活检或开胸肺活检,可提高本病的确诊率。

六、诊断标准

(一)临床诊断标准

日本于 1980 年首次推出 DPB 诊断标准后,厚生省于 1995 年进行了修改,1998 年其再次对 DPB 临床诊断标准进行了重新修改。目前,日本和我国均使用 1998 年修改的临床诊断标准。DPB 临床诊断标准(1998 年日本厚生省)如下。

(1)必要条件:①持续咳嗽、咳痰、活动后呼吸困难;②影像学确定的慢性鼻旁窦炎或有明确的既往史;③胸部 X 射线可见弥漫性分布的两肺颗粒样结节状阴影或胸部 CT 见两肺弥漫性小叶中心性颗粒样结节状阴影。

(2)参考条件:①胸部间断性湿啰音;②第 1 秒用力呼气容积与用力肺活量比值($FEV_1/FVC\%$)<70%以及动脉血氧分压(PaO_2)<10.7 kPa(80 mmHg);③血清冷凝集试验效价>1∶64。

(3)临床诊断。①临床确诊:符合必要条件①+②+③加参考条件中的 2 项以上;②临床拟诊:符合必要条件①+②+③;③临床疑似诊断:符合必要条件①+②。

(二)病理确诊

肺组织病理学检查是诊断 DPB 的“金标准”。肺活检如能发现前述典型的 DPB 病理学改变即可确诊。

(三)鉴别诊断

本病应与慢性支气管炎和慢性阻塞性肺气肿、支气管扩张症、阻塞性细支气管炎(BO)、肺间质纤维化、支气管哮喘、囊性纤维化、尘肺、粟粒肺结核和支气管肺泡癌等相鉴别。

1.慢性阻塞性肺疾病

本病主要临床特点为长期咳嗽、咳痰或伴有喘息,晚期有呼吸困难,在冬季症状加重。患者多有长期较大量吸烟史。多见于老年男性。胸部 X 射线可出现肺纹理增多、紊乱，呈条索状、斑点状阴影，以双下肺野明显。晚期肺充气过度，肺容积扩大，肋骨平举，肋间隙增宽，横膈低平下移，心影呈垂滴形，部分患者有肺大疱。胸部CT检查可确定小叶中心型或全小叶型肺气肿。肺功能检查为阻塞性通气功能障碍，FEV_1/FVC%下降和残气量（RV）增加更为显著，弥散功能可有降低。COPD的病理改变为终末细支气管远端气腔持续性不均、扩大及肺泡壁的破坏，而DPB病理为局灶性肺充气过度，极少有肺泡破坏。DPB80%以上患者存在慢性副鼻旁窦炎，大部分患者血清冷凝集试验效价增高，而且DPB患者的肺弥散功能和顺应性通常在正常范围；此外，DPB影像学胸部X射线可见弥漫性分布两肺的颗粒样结节状阴影或胸部CT可见两肺弥漫性小叶中心性颗粒样结节状阴影也与COPD不同，可资鉴别。

2.支气管扩张症

本病主要症状为慢性咳嗽、咳痰和反复咯血。肺部可闻及固定性持续不变的湿性啰音。本病胸部HRCT可见多发囊状阴影及明确均匀的壁，然而支气管扩张的囊状阴影一般按支气管树分布，位于肺周围者较少，囊壁较厚，同时可见呈轨道征或迂曲扩张的支气管阴影。DPB患者一般无咯血，晚期患者胸部X射线可有细支气管扩张改变，但DPB影像学主要表现为两肺弥漫性分布的颗粒样结节状阴影。对可疑患者应进一步检查有无慢性副鼻旁窦炎和血清冷凝集试验效价等，以除外在DPB的基础上合并继发性支气管扩张症。

3.阻塞性细支气管炎（BO）

本病是一种小气道疾病。临床表现为急速进行性呼吸困难，肺部可闻及高调的吸气中期干鸣音；X射线提示肺过度通气，但无浸润影，也很少有支气管扩张；肺功能显示阻塞性通气功能障碍，而弥散功能正常；肺组织活检显示直径为1～6 mm的小支气管和细支气管的瘢痕狭窄和闭塞，管腔内无肉芽组织息肉，而且肺泡管和肺泡正常。DPB患者起病缓慢，先有慢性咳嗽、咳痰史，活动时呼吸困难逐渐发生。胸部听诊多为间断性湿啰音。胸部X射线检查可见弥漫性分布的两肺颗粒样结节状阴影，HRCT可见两肺弥漫性小叶中心性颗粒样结节阴影，与BO不同。此外，病理改变也与阻塞性细支气管炎不同，故可以鉴别。

4.肺间质纤维化

本病最主要的症状是进行性加重的呼吸困难，其次为干咳。体征上本病有半数以上的患者双肺可闻及Velcro啰音。胸片主要为间质性改变，早期可有磨玻璃样阴影，此后可出现细结节样或网状结节影，易与DPB混淆，但肺间质纤维化有肺容积的缩小和网状、蜂窝状阴影。此外，肺间质纤维化有明显的肺弥散功能降低,而且病理可以与DPB不同,可资鉴别。

七、治疗

1987年,日本工滕翔二等发现红霉素等大环内酯类药物治疗DPB具有显著疗效。目前,红霉素、克拉霉素及罗红霉素等大环内酯类药物已成为DPB的基本疗法。大环内酯类药物阿奇霉素可能也有效,但尚需更多病例观察来证实。本病一旦确诊后应尽早开始治疗。2000年,日本厚生省重新修改了DPB的治疗指南。

(一)治疗方案

1.一线治疗

日本方案:红霉素400~600 mg/d,分2次口服。我国红霉素剂型不同于日本,具体方案:红霉素250 mg,每天口服2次。用药期间应注意复查肝功能等。如果存在以下情况可选用二线治疗药物:①存在红霉素的不良反应;②药物相互拮抗作用;③使用红霉素治疗1~3个月无效者。

2.二线治疗

日本方案:克拉霉素200~400 mg/d,或服用罗红霉素150~300 mg/d,每天口服1~2次。我国具体方案:克拉霉素250~500 mg/d,每天口服1~2次;罗红霉素150~300 mg/d,每天口服1~2次。用药期间应监测肝功能等不良反应。

(二)疗效评估及疗程

在用药后1~3个月,评估临床症状并行肺功能、动脉血气分析及胸部影像学检查,以确定是否有效。如有效(临床症状、肺功能、血气分析及胸部影像学改善),可继续使用红霉素或克拉霉素或罗红霉素,用药至少需要6个月。服药6个月后如果仍有临床症状应继续服用以上药物2年。如应用以上药物治疗3个月以上仍无效者应考虑是否为DPB患者,应谨慎排除其他疾病的可能。

(三)停药时间

(1)早期DPB患者,经6个月治疗后病情恢复正常者可考虑停药。

(2)进展期DPB患者,经2年治疗后病情稳定者可以停药。停药后复发者再用药仍有效。

(3)DPB伴有严重肺功能障碍或广泛支气管扩张或伴有呼吸衰竭的患者,需长期给药,疗程不少于2年。

(四)DPB急性发作期治疗

如果DPB患者出现发热、咳脓痰和痰量增加等急性加重情况时,多为铜绿假单胞菌等细菌导致支气管扩张合并感染，此时应加用其他抗生素，如β内酰胺类/酶抑制药或头孢三代或氟喹诺酮类抗生素等，或根据痰培养结果选择抗生素。

(五)其他辅助治疗

其他辅助治疗包括使用祛痰药和支气管扩张药，有低氧血症时进行氧疗。

第三节　闭塞性细支气管炎伴机化性肺炎

闭塞性细支气管炎伴机化性肺炎(bronchiolitis obliterans with organizing pneumonia，BOOP)是以小气道内肉芽组织机化闭塞为突出表现，包括结缔组织增生形成腔内息肉，纤维渗出，肺泡内巨噬细胞聚集，肺泡壁炎症，但肺组织结构完整。现认为，称隐源性机化性肺炎(COP)更合适。多见于50～60岁，但也可发生于21～80岁患者，男女性别无差异，与吸烟关系不大。临床表现差异较大，大多数发病呈亚急性，通常病程在1～6个月。对糖皮质激素疗效好，约2/3患者经治疗后临床和病理生理异常可完全恢复正常，因病情进展而死亡者少。

一、病因及分类

(1)特发性BOOP最多见。

(2)与已知病因的疾病有关的BOOP：如感染(细菌、病毒、寄生虫和真菌)，药物(金制剂、甲氨蝶呤、头孢菌素、胺碘酮和博来霉素等)及胸部放疗后。

(3)与未知病因的疾病有关的BOOP：结缔组织疾病(如类风湿关节炎，干燥综合征常见，SLE和系统性硬化较少)，骨髓移植或肺移植(10%的患者可发生)，淋巴瘤、白血病、慢性甲状腺炎和酒精性肝硬化等。

二、诊断

(一)临床表现

1.流感样前驱症状

流感样前驱症状如发热、咽痛、干咳、浑身不适和呼吸困难(以活动后明显)。

2.体征

约1/4的患者查体无阳性发现，多数患者可闻吸气Velero啰音(2/3)，发绀及杵状指少见。

(二)实验室检查

1.胸部 X 射线及 HRCT

(1)双侧多发性片状实变影最常见、且最具特征性,阴影可游走,也可见到磨玻璃样改变,但较 NSIP 少。

(2)双侧弥漫性不对称网格样间质渗出,伴斑片状肺泡浸润或网格结节样改变,但无蜂窝样改变。很少导致肺结构畸形。

(3)孤立的局灶性肺炎型病灶多位于上肺,阴影内常显示“空气-支气管造影”征,偶有空洞。常需手术探查方可确诊。

2.常规实验室检查

血沉显著增快,可达 100 mm/h,其中大于 60 mm/h 的约占 30%;C 反应蛋白增加;白细胞及中性粒细胞计数轻度到中度增加;自身抗体阴性或轻度阳性,与典型自身免疫性疾病不一样。

3.肺功能

轻或中度限制性通气功能障碍和 CO 弥散量降低,偶可正常。虽有“闭塞性”细支气管炎之称,但并无阻塞性通气功能改变。

4.BALF

淋巴细胞(20%～40%)、中性粒细胞(10%)及嗜酸性粒细胞(5%)混合性增加,在多发性肺泡渗出型具有相当的特殊性。巨噬细胞减少且常有“空泡”状改变(泡沫状巨噬细胞),CD4/CD8 下降。

5.肺活检

病理特点为细支气管、肺泡管和肺泡腔内肉芽组织增生形成肉芽或栓子(Masson 小体),肉芽可从一个肺泡通过 Kohn 孔扩展到邻近肺泡,形成“蝴蝶”。肺泡腔内空泡样巨噬细胞聚集、肺泡壁炎症、纤维蛋白渗出和黏液样结缔组织形成圆球。

6.其他

肾上腺皮质激素治疗效果明显。临床上不支持肺结核、支原体和真菌等肺部感染,抗生素治疗无效。

三、鉴别诊断

(一)特发性肺间质纤维化(IPF)

IPF 与 BOOP 临床表现极为相似。但 UIP 全身症状相对较重,有较多、较密的细湿啰音，杵状指多见，血沉较低；BALF 中淋巴细胞不多；X 射线及 CT 主要表现为间质性改变，常有肺容积降低及蜂窝肺；对皮质激素治疗反应欠佳。

（二）慢性嗜酸性细胞肺炎（CEP）

两者都有嗜酸粒细胞增加，但 BOOP 很少超过 10%；病理特点：肺泡腔内和基质内有较多的嗜酸性粒细胞浸润。

（三）外源性过敏性肺泡炎

农民，种植蘑菇、养鸟和饲养家禽人员；安装湿化器或空调器的办公人员；吸入诱发试验；抗体补体血清学检查大多可查出抗致病抗原的沉淀抗体。

（四）闭塞性细支气管炎（BO）

闭塞性细支气管炎（BO）是一种真正的小气道疾病，与 BOOP 在临床上和病理学上完全不同，常有因狭窄、瘢痕收缩所致的气道阻塞，但管腔内无息肉。其特点如下：快速进行性呼吸困难，肺部闻及高调吸气中期干鸣音；胸部 X 射线显示过度充气，无浸润阴影；肺功能显示阻塞性通气功能障碍，CO 弥散功能正常；病理：可见直径1～6 mm的小支气管和细支气管的瘢痕狭窄及闭塞腔内无肉芽组织，肺泡管及肺泡正常。

四、治疗

（一）糖皮质激素

糖皮质激素为首选的药物，疗效甚好，用后临床表现可在 48 小时内好转，大部分在治疗 1 周后出现明显的临床症状的改善，但影像学完全正常则需数周。其剂量差异较大，泼尼松 0.75～1.5 mg/(kg・d)，因减量可出现复发，疗程因人而异，对反复复发者应相应延长治疗时间，常需 6～12 个月。

（二）免疫抑制药

免疫抑制药常与糖皮质激素联合使用，如环磷酰胺（CTX）或甲氨蝶呤（MTX）。

（三）大环内酯类

大环内酯类如红霉素、罗红霉素及阿奇霉素，报道认为长期小剂量治疗病情可逐渐好转。

第四节 肺炎球菌肺炎

一、定义

肺炎球菌肺炎是由肺炎链球菌感染引起的急性肺部炎症，为社区获得性肺炎中最常见的细菌性肺炎。起病急骤，临床以高热、寒战、咳嗽、血痰及胸痛为特征，病理为肺叶或肺段的急性表现。近来，因抗生素的广泛应用，典型临床和病理表现已不多见。

二、病因

致病菌为肺炎球菌，革兰阳性，有荚膜，复合多聚糖荚膜共有86个血清型。成人致病菌多为1型、5型。为口咽部定植菌，不产生毒素（除Ⅲ型），主要靠荚膜对组织的侵袭作用而引起组织的炎性反应，通常在机体免疫功能低下时致病。冬春季因带菌率较高（40%～70%）为本病多发季节。青壮年男性或老幼多见。长期卧床、心力衰竭、昏迷和手术后等易发生肺炎球菌性肺炎。常间诱因有病毒性上呼吸道感染史或受寒、酗酒和疲劳等。

三、诊断

（一）临床表现

因患者年龄、基础疾病及有无并发症，就诊是否使用过抗生素等影响因素，临床表现差别较大。

（1）起病：多急骤，短时寒战继之出现高热，呈稽留热型，肌肉酸痛及全身不适，部分患者体温低于正常。

（2）呼吸道症状：起病数小时即可出现，初起为干咳，继之咳嗽，咳黏性痰，典型者痰呈铁锈色，累及胸膜可有针刺样胸痛，下叶肺炎累及膈胸膜时疼痛可放射至上腹部。

（3）其他系统症状：食欲缺乏、恶心、呕吐以及急腹症消化道状。老年人精神萎靡、头痛，意识蒙眬眬等。部分严重感染的患者可发生周围循环衰竭，甚至早期出现休克。

（4）体检：急性病容，呼吸急促，体温达39～40℃，口唇单纯疱疹，可有发绀及巩膜黄染，肺部听诊为实变体征或可听到啰音，累及胸膜时可有胸膜摩擦音甚至胸腔积液体征。

(5)合并症及肺外感染表现:①脓胸(5%～10%):治疗过程中又出现体温升高、白细胞计数增高时,要警惕并发脓胸和肺脓肿的可能;②脑膜炎:可出现神经症状或神志改变;③心肌炎或心内膜炎:心率快,出现各种心律失常或心脏杂音,脾大,心力衰竭。

(6)败血症或毒血症(15%～75%):可出现皮肤、黏膜出血点,巩膜黄染。

(7)感染性休克:表现为周围循环衰竭,如血压降低、四肢厥冷和心动过速等,个别患者起病既表现为休克而呼吸道症状并不明显。

(8)麻痹性肠梗阻。

(9)罕见 DIC、ARDS。

(二)实验室检查

(1)血常规:白细胞(10～30)$\times 10^9$/L,中型粒细胞增多 80%以上,分类核左移并可见中毒颗粒。酒精中毒、免疫力低下及年老体弱者白细胞总数可正常或减少,提示预后较差。

(2)病原体检查:①痰涂片及荚膜染色镜检,可见革兰染色阳性双球菌,2～3 次痰检为同一细菌有意义;②痰培养加药敏可助确定菌属并指导有效抗生素的使用,干咳无痰者可做高渗盐水雾化吸入导痰;③血培养致病菌阳性者可做药敏试验;④脓胸者应做胸腔积液菌培养;⑤对重症或疑难病例,有条件时可采用下呼吸道直接采样法做病原学诊断,如防污染毛刷采样(PSB)、防污染支气管-肺泡灌洗(PBAL)、经胸壁穿刺肺吸引(LA)和环甲膜穿刺经气管引(TTA)。

(三)胸部 X 射线

(1)早期病变肺段纹理增粗、稍模糊。

(2)典型表现为大叶性、肺段或亚肺段分布的浸润、实变阴影,可见支气管气道征及肋膈角变钝。

(3)病变吸收较快时可出现浓淡不均假空洞征。

(4)吸收较慢时可出现机化性肺炎。

(5)老年人、婴儿多表现为支气管肺炎。

四、鉴别诊断

(一)干酪样肺炎

干酪样肺炎常有结枝中毒症状,胸部 X 射线表现肺实变、消散慢,病灶多在肺尖或锁骨下、下叶后段或下叶背段，新旧不一、有钙化点、易形成空洞并肺内播散。痰抗酸菌染色可发现结核菌，PPD试验常阳性，青霉素G治疗无效。

（二）其他病原体所致肺炎

（1）多为院内感染，金黄色葡萄球菌肺炎和克雷伯杆菌肺炎的病情通常较重。

（2）多有基础疾病。

（3）痰或血的细菌培养阳性可鉴别。

（三）急性肺脓肿

早期临床症状相似，病情进展可出现可大量脓臭痰，查痰菌多为金黄色葡萄球菌、克雷伯杆菌、革兰阴性杆菌和厌氧菌等。胸部X射线可见空洞及液平。

（四）肺癌伴阻塞性肺炎

肺癌伴阻塞性肺炎常有长期吸烟史、刺激性干咳和痰中带血史，无明显急性感染中毒症状；痰脱落细胞可阳性；症状反复出现；可发现肺肿块、肺不张或肿大的肺门淋巴结；胸部CT及支气管镜检查可帮助鉴别。

（五）其他

ARDS、肺梗死、放射性肺炎和胸膜炎等。

五、治疗

（一）抗菌药物治疗

首先应给予经验性抗生素治疗，然后根据细菌培养结果进行调整。经治疗不好转者，应再次复查病原学及药物敏感试验进一步调整治疗方案。

1.轻症患者

（1）首选青霉素：青霉素每天240万U，分3次肌内注射。或普鲁卡因青霉素每天120万U，分2次肌内注射，疗程5～7天。

（2）青霉素过敏者：可选用大环内酯类如：红霉素每天2 g，分4次口服，或红霉素每天1.5 g分次静脉滴注；或罗红霉素每天0.3 g，分2次口服或林可霉素每天2 g，肌内注射或静脉滴注；或克林霉素每天0.6～1.8 g，分2次肌内注射，或克林霉素每天1.8～2.4 g分次静脉滴注。

2.较重症患者

青霉素每天120万U，分2次肌内注射，加用丁胺卡那每天0.4 g分次肌内注射；或红霉素每天1.0～2.0 g，分2～3次静脉滴注；或克林霉素每天0.6～

1.8 g,分 3～4 次静脉滴注;或头孢塞吩钠(先锋霉素Ⅰ)每天 2～4 g,分 3 次静脉注射。

疗程 2 周或体温下降 3 天后改口服。老人、有基础疾病者可适当延长。8%～15%青霉素过敏者对头孢菌素类有交叉过敏应慎用。如为青霉素速发性变态反应则禁用头孢菌素。如青霉素皮试阳性而头孢菌素皮试阴性者可用。

3.重症或有并发症患者(如胸膜炎)

青霉素每天 1 000 万 U～3 000 万 U,分 4 次静脉滴注;头孢唑啉钠(先锋霉素Ⅴ),每天 2～4 g ,2 次静脉滴注。

4.极重症者如并发脑膜炎

头孢曲松每天 1～2 g,分次静脉滴注;碳青霉素烯类,如亚胺培南-西司他丁(泰能)每天 2 g,分次静脉滴注;或万古霉素每天 1～2 g,分次静脉滴注并加用第 3 代头孢菌素;或亚胺培南加第 3 代头孢菌素。

5.耐青霉素肺炎链球菌感染者

近来,耐青霉素肺炎链球菌感染不断增多,通常最小抑制浓度(MIC)≥0.1～1.0 mg/L为中度耐药,MIC≥2.0 mg/L 为高度耐药。临床上可选用以下抗生素:

克林霉素每天 0.6～1.8 g,分次静脉滴注;或万古霉素每天 1～2 g,分次静脉滴注;或头孢曲松每天 1～2 g,分次静脉滴注;或头孢噻肟每天 2～6 g,分次静脉滴注;或氨苄西林/舒巴坦、替卡西林/棒酸和阿莫西林/棒酸。

(二)支持疗法

支持疗法包括卧床休息、维持液体和电解质平衡等。应根据病情及检查结果决定补液种类。给予足够热量以及蛋白和维生素。

(三)对症治疗

胸痛者止痛;刺激性咳嗽可给予可待因,止咳祛痰可用氯化铵或棕色合剂,痰多者禁用止咳剂;发热物理降温,不用解热药;呼吸困难者鼻导管吸氧。烦躁、谵妄者服用安定 5 mg 或水合氯醛 1～1.5 g 灌肠,慎用巴比妥类。鼓肠者给予缸管排气,胃扩张给予胃肠减压。

(四)并发症的处理

(1)呼吸衰竭:机械通气、支持治疗(面罩、气管插管和气管切开)。

(2)脓胸:穿刺抽液必要时肋间引流。

(五)感染性休克的治疗

(1)补充血容量:低分子右旋糖酐和平衡盐液静脉滴注,以维持收缩压12.0～13.3 kPa(90～100 mmHg)。脉压差>4.0 kPa(30 mmHg),尿量>30 mL/h,中心静脉压0.6～1.0 kPa(4.4～7.4 mmHg)。

(2)血管活性药物的应用:输液中加入血管活性药物以维持收缩压12.0～13.3 kPa(90～100 mmHg)以上。为升高血压的同时保证和调节组织血流灌注,近年来主张血管活性药物为主,配合收缩性药物,常用的有多巴胺、间羟胺、去甲肾上腺素和山莨菪碱等。

(3)控制感染:及时、有效地控制感染是治疗中的关键。要及时选择足量、有效的抗生素静脉并联合给药。

(4)糖皮质激素的应用:病情或中毒症状重及上述治疗血压不恢复者,在使用足量抗生素的基础上可给予氢化可的松100～200 mg或地塞米松5～10 mg静脉滴注,病情好转立即停药。

(5)纠正水、电解质和酸碱平衡紊乱:严密监测血压、心率、中心静脉压、血气、水和电解质变化,及时纠正。

(6)纠正心力衰竭:严密监测血压、心率、中心静脉压、意识及末梢循环状态,及时给予利尿及强心药物,并改善冠状动脉供血。

第五节　葡萄球菌肺炎

一、定义

葡萄球菌肺炎是致病性葡萄球菌引起的急性化脓性肺部炎症,主要为原发性(吸入性)金黄色葡萄球菌肺炎和继发性(血源性)金黄色葡萄球菌肺炎。临床上化脓坏死倾向明显,病情严重,细菌耐药率高,预后多较凶险。

二、易感人群和传播途径

本病多见于儿童和年老体弱者,尤其是长期应用皮质激素、抗肿瘤药物及其他免疫抑制剂者,慢性消耗性疾病患者,如糖尿病、恶性肿瘤、再生障碍性贫血、严重肝病、急性呼吸道感染和长期应用抗生素的患者。金黄色葡萄球菌肺炎的传染源主要有葡萄球菌感染病灶，特别是感染医院内耐药菌株的患者，其次为带菌者。主要通过接触和空气传播，医务人员的手、诊疗器械、患者的生物用品及铺床、换被褥都可能是院内交叉感染的主要途径。细菌可以通过呼吸道吸入或血源播散导致肺炎。目前，因介入治疗的广泛开展和各种导管的应用，为表皮葡萄球菌的入侵提供了更多的机会，其在院内感染性肺炎中的比例也在提高。

三、病因

葡萄球菌为革兰阳性球菌，兼性厌氧，分为金黄色葡萄球菌、表皮葡萄球菌、腐生葡萄球菌，其中金黄色葡萄球菌致病性最强。血浆凝固酶可以使纤维蛋白原转变成纤维蛋白，后者包绕于菌体表面，从而逃避白细胞的吞噬，与细菌的致病性密切相关。凝固酶阳性的细菌，如金黄色葡萄球菌，凝固酶阴性的细菌，如表皮葡萄球菌、腐生葡萄球菌。但抗甲氧西林金黄色葡萄球菌（MRSA）和抗甲氧西林凝固酶阴性葡萄球菌（MRSCN）的感染日益增多，同时对多种抗生素耐药，包括喹诺酮类、大环内酯类、四环素类和氨基糖苷类等。近年来，国外还出现了耐万古霉素金黄色葡萄球菌（VRSA）的报道。目前，MRSA 分为两类，分别是医院获得性 MRSA（HA-MRSA）和社区获得性 MRSA（CA-MRSA）。

四、诊断

(一)临床表现

(1)多数急性起病，血行播散者常有皮肤疖痈史，皮肤黏膜烧伤、裂伤和破损，一些患者有金黄色葡萄球菌败血症病史，部分患者找不到原发灶。

(2)通常全身中毒症状突出，衰弱、乏力、大汗、全身关节肌肉酸痛、急起高热、寒战、咳嗽、由咳黄脓痰演变为脓血痰或粉红色乳样痰、无臭味、胸痛和呼吸困难进行性加重及发绀，重者甚至出现呼吸窘迫及血压下降、少尿等末梢循环衰竭的表现。少部分患者肺炎症状不典型，可亚急性起病。

(3)血行播散引起者早期以中毒性表现为主，呼吸道症状不明显。有时，虽无严重的呼吸系统症状和高热，而患者已发生中毒性休克，出现少尿、血压下降。

(4)早期呼吸道体征轻微与其严重的全身中毒症状不相称是其特点之一，不同病情及病期体征不同，典型大片实变少见，如有则病侧呼吸运动减弱，局部叩诊浊音，可闻及管样呼吸音。有时可闻及湿啰音，双侧或单侧。合并脓胸、脓气胸时，视程度不同可有相应的体征。部分患者可有肺外感染灶、皮疹等。

(5)社区获得性肺炎中，若出现以下情况需要高度怀疑 CA-MRSA 的可能：流感样前驱症状；严重的呼吸道症状伴迅速进展的肺炎，并发展为 ARDS；体温超过 39 ℃；咯血；低血压；白细胞计数降低；X 射线显示多叶浸润阴影伴空洞；近期接触 CA-MRSA 的患者；属于 CA-MRSA 寄殖群体；近 6 个月来家庭成员中有皮肤脓肿或疖肿的病史。

（二）实验室及辅助检查

外周血白细胞数在 20×10^9/L 左右，可高达 50×10^9/L，重症者白细胞可低于正常。中性粒细胞数增高，有中毒颗粒、核左移现象。血行播散者血培养阳性率可达 50%。原发吸入者阳性率低。痰涂片革兰染色可见大量成堆的葡萄球菌和脓细胞，白细胞内见到球菌有诊断价值。普通痰培养阳性有助于诊断，但有假阳性，通过保护性毛刷采样定量培养，细菌数量 $>10^3$ cfu/mL 时几乎没有假阳性。

血清胞壁酸抗体测定对早期诊断有帮助，血清滴度≥1∶4 为阳性，特异性较高。

（三）影像学检查

肺浸润、肺脓肿、肺气囊肿和脓胸、脓气胸是金黄色葡萄球菌感染的四大 X 射线征象，在不同类型和不同病期以不同的组合表现。早期病变发展，金黄色葡萄球菌最常见的胸片异常是支气管肺炎伴或不伴脓肿形成或胸腔积液。原发性感染者早期胸部 X 射线表现为大片絮状、密度不均的阴影，可呈节段或大叶分布，也呈小叶样浸润，病变短期内变化大，可出现空洞或蜂窝状透亮区，或在阴影周围出现大小不等的气肿大泡。血源性感染者的胸部 X 射线表现呈两肺多发斑片状或团块状阴影或多发性小液平空洞。

五、鉴别诊断

（一）其他细菌性肺炎

其他细菌性肺炎如流感嗜血杆菌、克雷伯杆菌、肺炎链球菌引起的肺炎，典型者可通过发病年龄、起病急缓、痰的颜色、痰涂片和胸部 X 射线等检查加以初步鉴别。各型不典型肺炎的临床鉴别较困难，最终的鉴别均需病原学检查。

（二）肺结核

上叶金黄色葡萄球菌肺炎易与肺结核混淆，尤其是干酪性肺炎，也有高热、畏寒、大汗、咳嗽、胸痛，X 射线胸片也有相似之处，还应与发生在下叶的不典型肺结核鉴别，通过仔细询问病史及相关的实验室检查大多可以区别，还可以观察治疗反应帮助诊断。

六、治疗

(一)对症治疗

休息、祛痰、吸氧、物理或化学降温、合理饮食、防止脱水和电解质紊乱,保护重要脏器功能。

(二)抗菌治疗

1.经验性治疗

治疗的关键是尽早选用敏感有效的抗生素,防止并发症。可根据金黄色葡萄球菌感染的来源(社区还是医院)和本地区近期药敏资料选择抗生素。社区获得性感染考虑为金黄色葡萄球菌感染,不宜选用青霉素,应选用苯唑西林和头孢唑林等第一代头孢菌素,若效果欠佳,在进一步病原学检查时可换用糖肽类抗生素治疗。怀疑医院获得性金黄色葡萄球菌肺炎,则首选糖肽类抗生素。经验性治疗中,尽可能获得病原学结果,根据药敏结果修改治疗方案。

2.针对病原菌治疗

治疗应依据痰培养及药物敏感试验结果选择抗生素。对青霉素敏感株,首选大剂量青霉素治疗,过敏者,可选大环内酯类、克林霉素、半合成四环素类、SMZco 或第一代头孢菌素。甲氧西林敏感的产青霉素酶菌仍以耐酶半合成青霉素治疗为主,如甲氧西林、苯唑西林和氯唑西林,也可选头孢菌素(第一代或第二代头孢菌素)。对 MRSA 和 MRSCN 首选糖肽类抗生素。①万古霉素:1~2 g/d,(或去甲万古霉素1.6 g/d),但要将其血药浓度控制在 20 μg/mL 以下,防止其耳、肾毒性的发生;②替考拉宁:0.4 g,首3 剂每12 小时 1 次,以后维持剂量为 0.4 g/d,肾功能不全者应调整剂量。疗程不少于 3 周。MRSA、MRSCN还可选择利奈唑胺,(静脉或口服)1 次600 mg,每 12 小时 1 次,疗程 10~14 天。

(三)治疗并发症

如并发脓胸或脓气胸时可行闭式引流,抗感染时间可延至 8~12 周。合并脑膜炎时,最好选用脂溶性强的抗生素,如头孢他啶、头孢哌酮、万古霉素及阿米卡星等,疗程要长。

(四)其他治疗

避免应用可导致白细胞减少的药物和糖皮质激素。

七、临床路径

(1)详细询问近期有无皮肤感染、中耳炎、进行介入性检查或治疗,有无慢性肝肾疾病、糖尿病病史，是否接受放化疗或免疫抑制剂治疗。了解起病急缓、痰的性状及演变，有无胸痛、呼吸困难、程度及全身中毒症状，尤应注意高热、全身中毒症状明显与呼吸系统症状不匹配者。

(2)体检要注意生命体征，皮肤黏膜有无感染灶和皮疹，肺部是否有实变体征，还要仔细检查心脏有无新的杂音。

(3)进行必要的辅助检查，包括血常规、血培养(发热时)、痰的涂片和培养(用抗生素之前)和胸部X射线检查，并动态观察胸部影像学变化，必要时可行支气管镜检查及局部灌洗。

(4)处理：应用有效的抗感染治疗，加强对症支持，防止并积极治疗并发症。

(5)预防：增强体质，防止流感，可进行疫苗注射。彻底治疗皮肤及深部组织的感染，加强年老体弱者的营养支持，隔离患者和易感者，严格抗生素的使用规则，规范院内各项操作及消毒制度，减少交叉感染。

第六节　铜绿假单胞菌肺炎

铜绿假单胞菌是自然界普遍存在的革兰阴性需氧菌，分布广泛，几乎在任何有水的环境中均可生长，包括土壤、水的表面、植物和食物等。铜绿假单胞菌无芽孢，菌体一端单毛或多毛，有动力，能产生蓝绿色水溶性色素而形成绿色脓液。通过黏附和定植于宿主细胞，局部侵入及全身扩散而感染机体。其感染途径为皮肤、消化道、呼吸道、泌尿生殖道、骨关节和各种检查等。

一、易感因素

由于铜绿假单胞菌是人体的正常菌群之一，很少引起健康人的感染，而多发生于有基础疾病的患儿，包括严重心肺疾病、早产儿、烧伤、中性粒细胞缺乏、原发性免疫缺陷病、支气管扩张症和恶性肿瘤等。接受免疫抑制和长期(至少7天以上)广谱抗生素治疗、外科手术和机械通气后的儿童患铜绿假单胞杆菌肺炎(pseudomonas aeruginosa pneumonia)的概率增加。故铜绿假单胞菌是院内获得性感染的重要病原菌。最近的研究表明，在院内获得性肺炎中铜绿假单胞菌占21%，是继金黄色葡萄球菌之后的第2位常见病原菌。沙特阿拉伯在PICU的一项研究表明，呼吸机相关肺炎中铜绿假单胞菌感染占56.8%。虽然铜绿假单胞菌是院内获得性感染的常见病原菌，但 1.5%～5%社区获得性肺炎是铜绿假单胞菌感染引起的。

二、发病机制

铜绿假单胞菌的主要致病物质为铜绿假单胞菌外毒素 A(pseudomonas exotoxin A，PEA)及内毒素，后者包括脂多糖及原内毒素蛋白(original endotoxin protein，OEP)，OEP 具有神经毒作用。PEA 对巨噬细胞吞噬功能有抑制作用。铜绿假单胞菌肺炎的发病机制较复杂，引起感染的原因包括微生物及宿主两方面。而宿主的局部和全身免疫功能低下为主要因素。当人体细胞损伤或出现病毒感染时有利于铜绿假单胞菌的黏附。感染的严重程度依赖于细菌致病因子和宿主的反应。铜绿假单胞菌可以仅仅是定植，存在于碳水化合物的生物被膜中，偶尔有少数具有免疫刺激作用的基因表达。但也可以出现侵袭性感染，附着并损害上皮细胞，注射毒素，快速触发编程性细胞死亡和上皮细胞的完整性。上皮细胞在防御铜绿假单胞菌感染中起重要作用，中性粒细胞是清除细菌的主要吞噬细胞，肺泡巨噬细胞通过激活细胞表面受体产生细胞因子而参与宿主的炎症应答。许多细胞因子在铜绿假单胞菌感染宿主的免疫应答中起重要作用，包括 TNF-α、IL-4 和 IL-10。

由于抗生素的广泛应用可以引起铜绿假单胞菌定植，由于机械通气、肿瘤和前驱病毒感染，使患者气道受损，引起定植在气道的铜绿假单胞菌感染，出现肺炎、脓毒症，甚至死亡。囊性纤维化(cystic fibrosis，CF)患者存在气道上皮和黏液下腺跨膜传导调节蛋白功能缺陷，因此 CF 患者对铜绿假单胞菌易感，而且可以引起逐渐加重的肺部疾病。美国对 CF 患者的研究数据表明 58.7%患者存在铜绿假单胞菌感染。反复铜绿假单胞菌感染引起的慢性气道炎症是 CF 患者死亡的主要原因。在一项对儿童 CF 患者的纵列研究中表明，到 3 岁时 97% CF 儿童气道存在铜绿假单胞菌定植。接受免疫抑制剂治疗、中性粒细胞缺乏和 HIV 患者，由于丧失黏膜屏障、减少细菌的清除而感染。

当健康人暴露于严重污染的烟雾、水源时也可以感染，引起重症社区获得性肺炎。

三、病理

一些动物实验的研究表明，铜绿假单胞菌感染的家兔肺部早期病理改变为出血、渗出、中性粒细胞浸润和肺小脓肿形成等急性炎症反应。随着细菌反复吸入，逐渐出现较多的慢性炎症及在慢性炎症基础上急性发作的病理改变，如细支气管纤毛倒伏、部分脱落，管腔有脓栓形成，肺泡间隔增宽，炎细胞浸润以淋巴细胞为主。当停止吸入菌液后，这种慢性炎症改变持续存在，长时间不消失。

四、临床表现

铜绿假单胞杆菌肺炎是一种坏死性支气管肺炎。表现为寒战、中等度发热，早晨比下午高，感染中毒症状重、咳嗽、胸痛、呼吸困难和发绀；咳出大量绿色脓痰，可有咯血；脉搏与体温相对缓慢；肺部无明显大片实变的体征，有弥漫性细湿啰音及喘鸣音；如合并胸腔积液可出现病变侧肺部叩浊音，呼吸音减低或出现胸膜摩擦音；可有低血压、意识障碍和多系统损害表现，出现坏疽性深脓疱病、败血症、感染中毒性休克和 DIC。一半患者有吸入病史。

在北京儿童医院收治的铜绿假单胞菌肺炎患儿中部分是社区获得性感染，往往为败血症的一部分。部分患儿存在基础疾病。是否存在感染性休克与肺出血对预测铜绿假单胞菌感染的预后至关重要。根据北京儿童医院对 8 例社区获得性铜绿假单胞菌败血症的研究发现，5 例死亡患儿均死于感染性休克，或合并肺出血。

五、实验室检查

多数患者白细胞轻-中度增高，但 1/3 患者白细胞计数可减少，并可见贫血、血小板计数减少及黄疸。根据北京儿童医院临床观察铜绿假单胞菌感染患儿外周血白细胞最高可达 $71.9\times10^9/L$，最低 $1.0\times10^9/L$，血小板最低 $24\times10^9/L$。CRP 显著增高，大部分患儿＞100 mg/L；痰或胸腔积液中可找到大量革兰阴性杆菌，培养阳性。部分患儿血培养阳性。

六、影像学表现

胸部 X 射线和 CT：可见结节状浸润阴影及许多细小脓肿，后可融合成大脓肿；一侧或双侧出现，但以双侧或多叶病变为多，多伴有胸腔积液或脓胸。

Winer-Muram 等对呼吸机相关铜绿假单胞菌肺炎的影像学研究显示：83%有肺内局限性透光度降低，多为多部位或双侧弥漫性病变；89.7%有胸腔积液，其中约 1/4 为脓胸；10.3%出现肺气肿；23%患者出现空洞，可单发或多发，可以是薄壁空洞或厚壁空洞，以大空洞(直径＞3 cm)多见。Shah 等对铜绿假单胞菌肺炎的胸部 CT 研究显示：肺内实变见于所有患者，82%为多叶病变或上叶病变；50%为结节状病变，32%呈小叶中心芽孢状分布，18%为随机分布的大结节；31%可见毛玻璃样改变，57%为支气管周围渗出病变，46%双侧、18%单侧胸腔积液，29%为坏死病变(图 7-1、图 7-2 和图 7-3)。

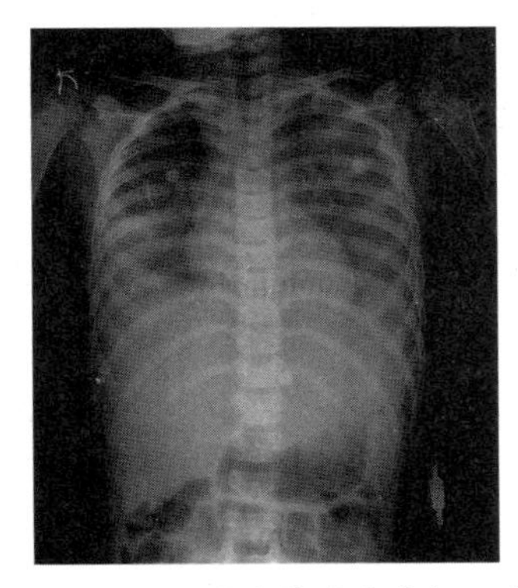

图 7-1 铜绿假单胞菌肺炎胸部 X 射线

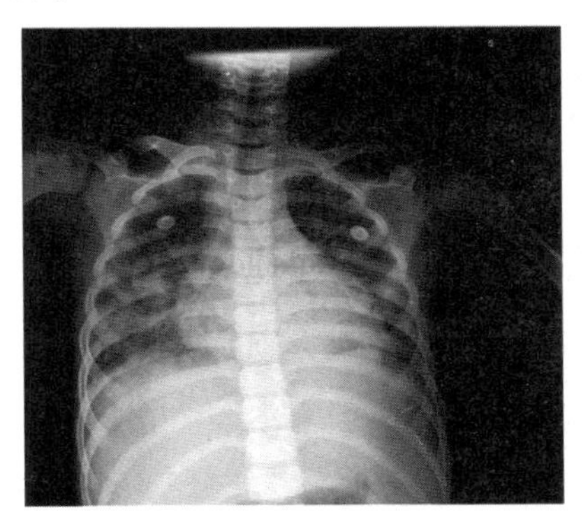

图 7-2 铜绿假单胞菌肺炎胸部 X 射线

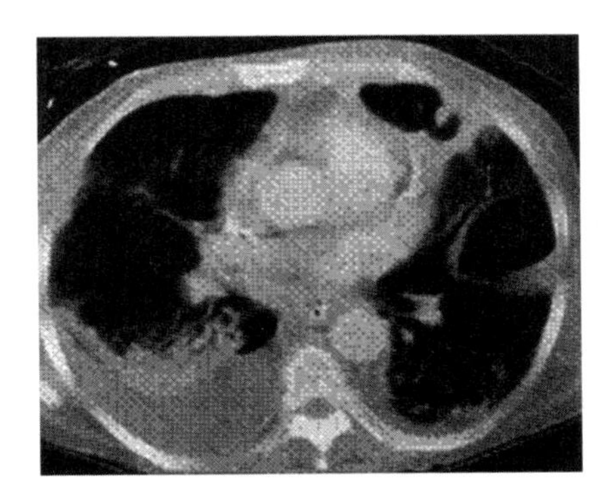

图 7-3 胸部 CT

肺内实变，毛玻璃样改变，左舌、下叶空洞，右侧胸腔积液和右下叶肺不张

七、鉴别诊断

(1)其他细菌性肺炎：临床和影像学表现与其他细菌性肺炎相似。但如果在高危人群中出现上述表现，应考虑到铜绿假单胞菌肺炎，确诊需要依靠痰、胸腔积液或血培养。

(2)小叶性干酪性肺炎。

八、治疗

提倡早期、及时应用敏感抗生素联合治疗，保护重要脏器功能和加强支持治疗。

美国胸科学会(ATS)于 2005 年发表的关于《成人医院获得性肺炎经验性治疗指南》，推荐对于有铜绿假单胞菌感染可能的患者使用：氨基糖苷类(阿米卡星、庆大霉素或妥布霉素)或氟喹诺酮类(环丙沙星或左氧氟沙星),联合以下药物中的一种:抗假单胞菌的头孢菌素(头孢吡肟或头孢他啶)或抗假单胞菌的碳青霉烯类(亚胺培南或美罗培南)或β-内酰胺类加酶抑制剂(哌拉西林/他唑巴坦),作为经验性治疗的抗生素选择。但由于喹诺酮类和氨基糖苷类抗生素不良反应严重或可以引起未成熟动物的软骨发育不良,在儿童患者中慎用或禁用。

由于铜绿假单胞菌在自然界普遍存在,具有天然和获得性耐药性,目前耐药菌株有随抗生素使用频率的增加而逐年增多的趋势,存在较严重的交叉耐药现象,因此常给治疗带来困难。有研究表明静脉使用多黏菌素 E 治疗多重耐药铜绿假单胞菌感染效果良好(有效率 61%)。对铜绿假单胞菌无抗菌活性的罗红霉素与β-内酰胺类药物联合治疗后疗效明显增强。阿奇霉素也可以在治疗铜绿假单胞菌生物被膜感染中对亚胺培南起到协同作用。

在成人患者中有雾化吸入妥布霉素和多黏菌素 E 预防和治疗多重耐药铜绿假单胞菌感染的研究,但缺乏儿童中安全性和有效性的研究。

对铜绿假单胞菌感染的免疫治疗越来越被重视,静脉注射丙种球蛋白可提高重症患者的治愈率。

九、预后

本病的预后与机体的免疫状态、是否存在基础疾病、细菌的接种量、对抗生素的敏感性及是否早期使用有效抗生素治疗有关。社区获得性铜绿假单胞菌肺炎病死率相对较低,约 8%,院内获得性感染死亡率较高,铜绿假单胞菌引起的呼吸机相关肺炎的病死率达 50%~70%。免疫缺陷患者中铜绿假单胞菌肺炎的死亡率高达 40%。

参考文献

[1] 林卫涵.呼吸系统疾病诊治与重症监护[M].北京:科学技术文献出版社.2020.
[2] 赵娜.实用呼吸内科技术与临床[M].长春:吉林科学技术出版社,2020.
[3] 刘琳.呼吸系统疾病诊疗实践[M].北京:科学技术文献出版社.2020.
[4] 顾玉海.实用呼吸内科治疗学[M].天津:天津科学技术出版社,2020.
[5] 刘海.呼吸内科临床诊治思维与实践[M].天津:天津科学技术出版社,2020.
[6] 杨晓东.临床呼吸内科疾病诊疗新进展[M].开封:河南大学出版社,2020.
[7] 熊维宁,常春.支气管哮喘的生物靶向治疗[M].武汉:华中科技大学出版社.2020.
[8] 刘敬才.呼吸内科疾病诊断与治疗[M].北京:科学技术文献出版社,2020.
[9] 邱菊.现代呼吸系统疾病与职业防护[M].北京:科学技术文献出版社.2020.
[10] 李冠华.呼吸内科临床诊疗[M].哈尔滨:黑龙江科学技术出版社,2020.
[11] 任江.新编呼吸系统疾病诊断与治疗[M].长春:吉林科学技术出版社.2020.
[12] 玄进,边振,孙权.现代内科临床诊疗实践[M].北京:中国纺织出版社.2020.
[13] 李风森,张建.呼吸系统疑难疾病解析[M].北京:科学出版社.2020.
[14] 赵庆厚.现代呼吸病的诊断治疗进展[M].北京:中国纺织出版社.2020.
[15] 何朝文,等.新编呼吸内科常见病诊治与内镜应用[M].开封:河南大学出版社.2020.
[16] 王桥霞.临床内科疾病诊疗[M].北京:科学技术文献出版社.2020.
[17] 荣磊.呼吸科常见病诊断与防治[M].南昌:江西科学技术出版社.2020.
[18] 崔艳红.呼吸科常见病诊断与防治[M].北京:科学技术文献出版社.2020.
[19] 陈晓庆.临床内科诊治技术[M].长春:吉林科学技术出版社.2020.

[20] 费沛.内科常见病诊断与治疗[M].开封:河南大学出版社.2020.
[21] 赵娜.现代呼吸科疾病诊断与治疗[M].长春:吉林科学技术出版社.2020.
[22] 方千峰.常见内科疾病临床诊治与进展[M].北京:中国纺织出版社.2020.
[23] 何朝文,等.新编呼吸内科常见病诊治与内镜应用[M].开封:河南大学出版社.2020.
[24] 马春丽.临床内科诊疗学[M].长春:吉林大学出版社.2020.
[25] 孙京喜.内科疾病诊断与防治[M].北京:中国纺织出版社.2020.
[26] 张晓立,刘慧慧,宫霖.临床内科诊疗学[M].天津:天津科学技术出版社.2020.
[27] 陈兆红.临床内科肿瘤学[M].哈尔滨:黑龙江科学技术出版社.2020.
[28] 张春梅.新编内科临床诊疗[M].哈尔滨:黑龙江科学技术出版社.2020.
[29] 苗顺.内科诊疗学[M].长春:吉林大学出版社.2020.
[30] 马春丽.内科临床诊治[M].长春:吉林大学出版社.2020.
[31] 魏红.现代实用内科疾病诊疗[M].北京:科学技术文献出版社.2020.
[32] 王毅.现代内科临床研究[M].长春:吉林科学技术出版社.2020.
[33] 李雅慧.实用临床内科诊疗[M].北京:科学技术文献出版社.2020.
[34] 李进.肿瘤内科诊治策略[M].北京:科学出版社.2020.
[35] 何权瀛.呼吸内科诊疗常规[M].北京:中国医药科技出版社.2020.
[36] 孙彬.临床内科疾病诊断治疗[M].长春:吉林大学出版社.2020.
[37] 明晓.临床呼吸内科疾病诊疗[M].沈阳:沈阳出版社.2020.
[38] 刘凡.内科常见病诊断与治疗[M].天津:天津科学技术出版社.2020.
[39] 范光磊.内科常见病诊疗与护理[M].长春:吉林科学技术出版社.2020.
[40] 刘学东,赵伟业,张淑立,等.成人支气管扩张症的研究进展[J].中华结核和呼吸杂志,2020,43(10):902-905.
[41] 熊鑫,李秀业,刘领,等.结节病七例误诊分析[J].临床误诊误治,2020,33(9):6-10.